主编 况维义 张 立 况 彦 刘寿永

红酒与养生

HONGJIU YU YANGSHENG

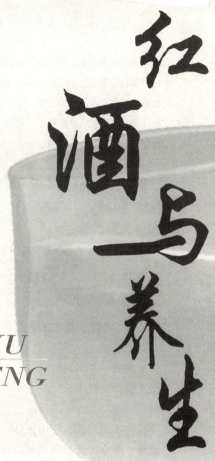

中国医药科技出版社

内 容 提 要

本书介绍了葡萄酒文化，葡萄酒对人体的作用，中医学对葡萄酒的认识，葡萄酒在中国八大菜系及 20 余个地方菜系中的应用。其中葡萄酒的真伪鉴别，葡萄酒鉴赏，葡萄酒储藏，可使人们了解实用的知识。各国科学家的研究成果证明了葡萄酒对人体的作用。中医学的认识赋予了葡萄酒养生的概念。而葡萄酒在中国菜系中的应用更是现存惟一的红酒养生菜谱。

图书在版编目（CIP）数据

红酒与养生 / 况维义等主编 . —北京：中国医药科技出版社，2014.7

ISBN 978-7-5067-6817-7

Ⅰ . ①红… Ⅱ . ①况… Ⅲ . ①葡萄酒—养生（中医）

Ⅳ.① R247.1

中国版本图书馆 CIP 数据核字（2014）第 100666 号

美术编辑　陈君杞
版式设计　郭小平

出版　中国医药科技出版社
地址　北京市海淀区文慧园北路甲 22 号
邮编　100082
电话　发行：010-62227427　邮购：010-62236938
网址　www.cmstp.com
规格　710×1020mm $^{1}/_{16}$
印张　11 $^{1}/_{4}$
字数　136千字
版次　2014 年 7 月第 1 版
印次　2015 年 5 月第 2 次印刷
印刷　三河市航远印刷有限公司
经销　全国各地新华书店
书号　ISBN 978-7-5067-6817-7
定价　**29.80 元**

本社图书如存在印装质量问题请与本社联系调换

前言

光阴似箭，白驹过隙。一晃，我从事葡萄酒方面的工作已经几十年了。俗话说得好，叫"干一行，爱一行"。自从我进入葡萄酒这一行后，我惊喜地发现，葡萄酒不但是人们喜爱的时尚饮品，而且还具有养生保健作用。我深深地被博大精深的葡萄酒文化所感动。

然而，有关葡萄酒的文化知识及养生保健知识，犹如零金碎玉，散见于各种杂志报纸及葡萄酒酿造师的心中。于是，朋友们便劝我，将我平日收集的这方面知识集结成册，以便于更多的人了解葡萄酒，了解葡萄酒对我们身体的益处，了解葡萄酒在养生保健当中所能发挥的重要作用。

每当我凝视着水晶杯上那殷红的酒柱，我常常想，葡萄酒那玫瑰般的迷人色彩令人目眩，葡萄酒那柔和的醇香诱惑着人们的每一个味蕾。它像一位少女圣洁而又美丽，它像一位英雄以高贵的气质征服着人们的灵魂。葡萄酒凝聚着天地之精华，是阳刚的酒与阴柔的葡萄最完美的结合，是人类理性和感性的结晶。葡萄酒从酿造到储藏，从颜色到透明度，从悬浮到沉淀，无不充满着最美妙的艺术。您能从葡萄酒中品味到至少几十种味道，而这种美好的味觉感受不正是美好人生的写照吗？我的笔无法写出葡萄酒的优雅，但我愿用最朴实的语言，道出葡萄酒能够给您带来的清新可人的益处。

文中，品鉴葡萄酒的"常用词汇"都是根据法语、英语直译而来，为免

1

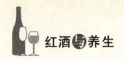

生歧义，保留了外文原词汇。从中医学的角度来看，葡萄酒与养生关系十分密切。而葡萄酒与中国传统菜肴的完美结合，更是中华民族舌尖上的智慧，让您从美味中吃出健康。

在百姓眼中，葡萄酒既为红酒。为了尊重这种习惯，书名以"红酒"冠之。一般而言，人们只知道葡萄酒好喝，而对怎样喝葡萄酒，葡萄酒对人体都有哪些好处却知之甚少。怎样才能让您了解这些呢？愿这本书能够给予您帮助。

况维义

2014年5月

目录

第一章 葡萄酒文化

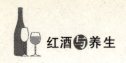
第一节　酒的阳刚与葡萄的阴柔

葡萄酒文化表现的是酒的阳刚之美与葡萄的阴柔之美的完美结合，是人类理性和感性的结晶。真正的葡萄酒凝聚着天地之精华。欧洲的哲学家这样赞美葡萄酒"什么是葡萄酒？葡萄酒是一种有生命的躯体，它具有最为丰富，平衡的精神，飞翔而沉着，连接着天地。与所有植物相比，葡萄更好地与大地的灵性结合在一起，而使葡萄酒具有恰如其分的力量。从本质上讲，葡萄从月亮、太阳、星星那里获得了一点点硫，而使自己能独立点燃并延续所有的生命之火。"

葡萄酒那玫瑰般的迷人色彩令人目眩，葡萄酒那柔和的醇香诱惑着人们的每一个味蕾。它像一位少女圣洁而又美丽，它像一位英雄以高贵的气质征服着人们的灵魂。

第二节　远古的时代

葡萄酒的历史相当久远，考古学家证明，人类在10000年前的新石器时代就开始了葡萄酒酿造。

根据考古发现和文献记载，葡萄发源于新石器时期濒临黑海的外高加索的小亚细亚以及格鲁吉亚和亚美尼亚一带。当时这一地区的气候温和，土地肥沃，这里的人们将野生的葡萄种群经过优选培育，形成适合人工栽种的品种，逐渐开始大规模地种植。葡萄的大规模人工种植为世界葡萄酒的发展奠定了坚实的基础。

有关葡萄酒的起源，以我个人之见，恐怕要比考古学家们说的还要久远，远至历史无法记载。我们大家都知道，当葡萄果粒成熟后，会自然脱落掉到地上，果粒被摔裂，渗出的果汁与空气中的酵母菌接触后，糖就变成了醇，这就产生了最早的葡萄酒。古人在尝到这种美味之后，模仿自然酿造制作这种酒，从而出现了文献记载。

古希腊人喜欢葡萄酒。荷马史诗中多次提到葡萄酒。古希腊的葡萄酒神是迪奥尼索斯（Dionysos），古罗马的酒神是巴克斯（Bacchus）。

古罗马人喜欢葡萄酒，古罗马帝国的军队征服欧洲大陆的同时也推广了葡萄种植和葡萄酒酿造，公元1世纪时，征服高卢（今法国），法国葡萄酒就此起源，最初的葡萄种植在法国南部罗纳河谷。公元2世纪时到达波尔多地区。

葡萄酒在中世纪的发展得益于基督教会。圣经中521次提及葡萄酒。耶稣在最后的晚餐上说"面包是我的肉，葡萄酒是我的血"，基督教把葡萄酒视为圣血，教会人员把葡萄种植和葡萄酒酿造作为工作。例如，法国勃艮第产区的葡萄酒酿造就归功于修道士们的精心栽培及从罗马迁居于阿维农的教皇们的喜好。

葡萄酒随传教士的足迹向世界传播，西方葡萄酒在17世纪传入中国也是传教士所为。

法国的葡萄酒酿酒史，约有两千年。1864年，葡萄蚜虫灾害曾席卷法国，法国的大部分葡萄园被毁，幸亏人们发明了把法国葡萄枝嫁接在抗虫害的美国葡萄根上，才使法国葡萄种植绝处逢生。由于法国人酿制葡萄酒的方法非常严谨，因此全球酿制葡萄酒都以法国为师。

我国的葡萄酒究竟起源于何时？这一直未有很有说服力的证据。近年有学者认为在三千多年前的商代我国已有了葡萄酒。据有关资料，1980年在河南省发掘的一个商代后期的古墓中，发现了一个密闭的铜卣。经北京大学化学系分析，铜卣中的酒为葡萄酒（"保藏三千年的葡萄酒"，《酿酒》，1987.5）。至于当时酿酒所采用的葡萄是人工栽培的还是野生的尚不清楚。另有考古资料表明，在商代中期的一个酿酒作坊遗址中，有一陶瓮中尚残留有

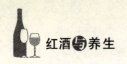

桃、李、枣等果物的果实和种仁（唐云明等;试论河北酿酒资料的考古发现与我国酿酒的起源，《水的外形，火的性格--中国酒文化研究文集》，广东人民出版社，1987.11）。尽管没有充足的文字证据，但从以上考古资料，我们确可相信在商周时期，除了谷物原料酿造的酒之外，其他水果酿造的酒也占有一席之地。

第三节　甜美的品种

我们平时吃的葡萄品种很多，即有长的，又有圆的，可这些葡萄并不是用来酿造葡萄酒的，而且与酿造葡萄酒所用的葡萄有很大的差别。酿酒用的葡萄颗粒较小，具有皮厚肉少汁多的特点。

常见的红葡萄品种：

卡本纳苏维翁（Cabernet Sauvignon）

梅洛（Merlot）

卡本纳弗朗（Cabernet Franc）

佳美（Gamay）

西拉（Syrah）

黑比诺（Pinot Noir）

歌海娜（Grenache）

神索（Cinsaut）

内比奥罗（Nebbiolo）

常见的白葡萄品种：

莎当妮（Chardonnay）

雷司令（Riesling）

塞米雍（Semillon）

白苏维翁（Sauvignon Blanc）

白皮诺（Pinot Blanc）

蜜思卡（Muscat Blanc）

第四节　酿制艺术

葡萄酒是新鲜葡萄的果汁经过发酵酿制而成的一种碱性酒精饮料，它的基本成分有单宁（存在于葡萄皮、核中的一种物质，呈酸涩味）、酒精、糖分、酒酸等。

葡萄酒的酿造工艺比较复杂，根据酿造的品种、原料的不同，采用不同的工艺，酿制出不同的酒品。葡萄酒由葡萄汁天然发酵而成，酒精发酵是其中主要的阶段。生产红葡萄酒时，红葡萄带皮发酵，其颜色和单宁酸带进葡萄酒。白葡萄送到酒厂即进行压榨，用榨出的葡萄汁再发酵酿酒。葡萄酒通常在不锈钢、水泥或木制的大桶里发酵。然后可以在同一个大桶中陈熟，或根据葡萄酒种类的要求，在橡木桶中陈熟。新鲜而具果香味的白葡萄酒很少陈熟。红葡萄酒通常在桶中陈熟两年，高品质的葡萄酒一定要用橡木桶酿制，橡木能使酒具有丰富的单宁和特殊的香草气味，由橡木微孔渗入的少量氧气有助于酒的熟化。

（一）红葡萄酒的酿造

红葡萄酒的酿制流程：

采摘葡萄 → 破皮→ 发酵 → 滴流→ 压榨→ 澄清→ 混合葡萄汁→ 藏酿

（1）红葡萄酒用红葡萄（有时加入一些白葡萄）制成，包含在葡萄的皮和果核里的单宁是使酒有个性和便于存放的一个重要元素。

（2）由于葡萄梗内单宁的含量很大，习惯上在发酵阶段保留葡萄梗；在葡萄压榨之前要去除梗。

（3）将葡萄汁和葡萄皮一起放到酿酒罐中。发酵罐中温度比酿白葡萄酒要高，发酵的期间要日夜监控。

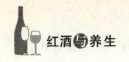

（4）酒精发酵后，流出的汁叫"滴流酒"。剩下的榨渣再次压榨取得酒叫"压制酒"，这种酒单宁含量高，因此经常和"滴流酒"进行调兑。

（5）普通的葡萄酒经过在大酒桶中的长短不同天数的老化，精炼，多次的倒桶，过滤后可以装瓶。

（二）白葡萄酒的酿制

白葡萄酒的酿造流程：

采摘葡萄→轻轻将葡萄挤破→榨汁→澄降→发酵 →藏酿

（1）葡萄采摘后尽快送到酿酒场地，所使用的葡萄都不要被挤破。

（2）将葡萄珠分离出来，除去果枝果核，然后在榨出的汁内放入酵母。

（3）为了更好地保留白葡萄的果香，在发酵前让葡萄皮浸泡在果汁中12~48小时。

（4）使用水平型的葡萄压榨机，制成的白葡萄酒更鲜更香。压榨的过程要快速进行以防止葡萄的氧化。

（5）白葡萄酒是在不锈钢的酒罐或者橡木酒桶里发酵，为了保持新鲜的口感，应尽快装瓶，底部酒要过滤。

（三）桃红酒的酿制

桃红葡萄酒与红葡萄酒的主要区别在于红葡萄皮和汁在一起浸泡的时间。当出现了令人满意的颜色（一般是12 ～ 36小时）之后，就像酿造白葡萄酒一样开始榨汁。

（四）香槟酒的酿制

香槟是葡萄酒中特殊的品种，它是由普通的白葡萄酒经过第二次发酵获得的泡沫装瓶制成的。在最终装瓶之前，在酒中加入能够引起泡腾的酵母，用这种方法制成的酒也称为香槟类酒。

第五节　葡萄酒的内涵与分类

一、葡萄酒的成分

葡萄酒是由单宁、乙醇、糖分和酒酸等成分构成的，其具体的构成比例为：

80%的水：这是生物学意义上的纯水（葡萄汁）。

11%至16%的乙醇：酒精。

酸：分为来自于葡萄的酒石酸、苹果酸和柠檬酸等和来自酒精发酵、乳酸发酵生成的乳酸和醋酸等。

酚类化合物：每升1到5克，它们主要是自然红色素以及单宁。

糖分：每升0.2到0.5克，不同类型的酒含糖分多少不同。

芳香物质：每升数百毫克，种类很多。

氨基酸、蛋白质和维生素（C、B_1、B_2、B_{12}）等等。

二、葡萄酒的分类

葡萄酒的分类比较复杂，从酒的色泽和状态等等都可以作为葡萄酒的分类标准，其中常见的分类有以下几种：

1. 以葡萄酒的颜色分类

（1）红葡萄酒，亦即俗称红酒。

采用皮红肉白或皮肉皆红的酿酒葡萄酿制的葡萄酒，其色泽为天然宝石红色、紫红色、石榴红色等。

（2）白葡萄酒，亦即俗称白酒。

用白葡萄或浅红色果皮的酿酒葡萄酿造出来的葡萄酒，其色泽近似无色，或者浅黄带绿、浅黄、禾秆黄。但以红葡萄为原料时，需先榨汁，将果皮与汁分离，以免葡萄汁染上红色。经发酵后，酿造成酒，白酒多用白葡萄酿造。

（3）桃红葡萄酒。

介于红、白葡萄酒之间，选用皮红肉白的酿酒葡萄酿造而成，其色泽为桃红色，或玫瑰色、淡红色。

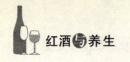

2. 发酵酒按糖分分类

也就是糖分转化为酒精的多少来分为：干葡萄酒、半干葡萄酒、半甜葡萄酒和甜葡萄酒等。我们常看见的干红就是一种干葡萄酒。

国际葡萄和葡萄酒组织（OIV）颁布了新的《国际葡萄酿酒法规》，对葡萄酒含糖量分类做出了新的规定：

干葡萄酒——每升葡萄酒中含糖量低于4克，品饮时无甜味，酸味明显，如干白葡萄酒、干红葡萄酒、干桃红葡萄酒。

半干葡萄酒——每升葡萄酒中含糖量在4～12克之间，口感微甜，如半干白葡萄酒、半干红葡萄酒、半干桃红葡萄酒。

半甜葡萄酒——每升葡萄酒中含糖量在12～50克之间，口感甘甜。

甜葡萄酒——每升葡萄酒中含糖量在50克以上，口感甘醇浓郁。

3. 根据是否含有二氧化碳分类

静态葡萄酒：不含二氧化碳的葡萄酒。

起泡葡萄酒：含有二氧化碳的葡萄酒，又可分为葡萄汽酒和香槟酒。

第六节　葡萄酒的等级

一、法国葡萄酒分级

法国法律将法国葡萄酒分为4级。分别为法定产区葡萄酒、优良地区葡萄酒、地区餐酒、日常餐酒。

（一）法定产区葡萄酒

1. 级别简称 AOC，是法国葡萄酒最高级别。AOC在法文意思为"原产地控制命名"。

2. 原产地地区的葡萄品种、种植数量、酿造过程、酒精含量等都要得到专家认证。

3. 只能用原产地种植的葡萄酿制，绝对不可和别地葡萄汁勾兑。

4. AOC产量大约占法国葡萄酒总产量的35％。

5. 酒瓶标签标示为 Appellation+产区名+Controlee。

（二）优良地区葡萄酒

1. 级别简称 VDQS，是普通地区餐酒向AOC级别过渡所必须经历的级别。如果在VDQS时期酒质表现良好，则会升级为AOC。

2. 产量只占法国葡萄酒总产量的12％。

3. 酒瓶标签标示为 Appellation+产区名+Qualite Superieure。

（三）地区餐酒

1. 日常餐酒中最好的酒被升级为地区餐酒。

2. 地区餐酒的标签上可以标明产区。

3. 可以用标明产区内的葡萄汁勾兑，但仅限于该产区内的葡萄。

4. 产量约占法国葡萄酒总产量的15％。

5. 酒瓶标签标示为 Vin de Pays + 产区名。

6. 法国绝大部分的地区餐酒产自南部地中海沿岸。

（四）日常餐酒

1. 是最低档的葡萄酒，作日常饮用。

2. 可以由不同地区的葡萄汁勾兑而成，如果葡萄汁限于法国各产区，可称法国日常餐酒。

3. 不得用欧共体外国家的葡萄汁。

4. 产量约占法国葡萄酒总产量的38％。

5. 酒瓶标签标示为 Vin de Table。

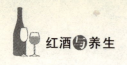

二、欧洲主要葡萄酒大国的葡萄酒分级

国 家	分 级 情 况
法 国	法定产区葡萄酒（AOC）、优良地区葡萄酒（VDQS）
意大利	从高至低分别为：DOCG、DOC、IGT与VDT
德 国	最高级的QmP、上好的QbA/QmP、日常餐酒Tafe lwein/Landwein
西班牙	等级制比较简单，虽有五个分级，但绝大部分属于法定产区葡萄酒，即（DO）
葡萄牙	四个分级，其中DOC是最高级的良质酒，相当于法国的AOC

第七节　葡萄酒的产区

一、波尔多Bordeaux

　　法国十大葡萄酒产区中，波尔多是整个法国原产地监控命名（法定产区）葡萄园面积最大的酒区。因此为了欣赏波尔多种类繁多葡萄酒、多样的土壤和众多的酒庄以及葡萄品种，我们需要掌握很多的信息来了解这个如此复杂的世界。

　　波尔多位于法国西南部，临大西洋，刚好位于北极与赤道的中间。波尔多葡萄园覆盖了整个纪龙德省，加龙河和多尔多涅河以及无数的支流穿过葡萄园，大自然满足了葡萄对水的需求。波尔多是全世界最大的也是最好的葡萄酒产区。所产的红葡萄酒绝大部分是干酒，色泽较深，浓淡相宜，口感柔顺雅致，仿佛是风情万种，可谓是红酒中最美妙的品种。其中超过95%生产AOC酒，平均年产量约五亿瓶酒。

　　栽培面积：122449 公顷

　　总产量：30285800百升

　　酒的颜色：82％红葡萄酒，3％桃红葡萄酒，15％干性和甜白葡萄酒

　　原产地监控命名种类：57种

　　法国最受瞩目也是最大的AOC等级葡萄酒产区。从一般清淡可口的干白酒

Bordeaux sec到顶级城堡酒庄出产的浓重丰厚的高级红酒都有出产。

Médoc位在波尔多市北边，天气温合，有大片排水良好的砾石地，是Cabernet -Sauvignon红葡萄的最佳产区，生产酒色浓黑、口感浓重紧涩的耐久存红酒，须存放多时才能饮用，St. Estephe，Pauillac，St. Julien及Margaux是最出名AOC产酒村庄。区内的酒庄分成许多等级，有60家列级酒庄（grand cru classé），还区分成五级，另外也有cru Bourgeois，较便宜实惠。

Graves位于波尔多市南边，红、白酒皆产，白酒以混合Sémillon和Sauvignon blanc葡萄酿成，是波尔多区最好的干白酒产区，常有圆润丰厚的口感。红酒也以Cabernet-Sauvignan为主，口感紧涩，常带一点土味。以北边Pessac-Léognan区内所产的品质最好，所有列级酒庄都位在此区内。

St. Emilion较靠近内陆的红酒产区，Merlot的比例较高，比Médoc圆润可口，产区范围大，分成一般的St. Emilion和较佳的St. Emilion grand cru，后者还分三级，最佳的是St. Emilion 1er grand cru classé，属久存型的名酿。

Pommerol与St. Emilion隔邻，只产红酒，以高比例的Merlot葡萄著称，强劲浓烈，却有较圆润肥美的口感，较早成熟，但亦耐久存，常带有动物性酒香混合红果及菌菇的丰富香气。因产区小，价格昂贵。

Sauterne波尔多区内最佳的贵腐甜白酒产区，因特殊的自然环境，葡萄收成时表面长有贵腐霉让葡萄的糖分浓缩，同时发出特殊的香味，酿成的白酒甜美圆润有十分浓郁的香气，适合经久存放，可散发更丰富的香气，附近的Barsac也产类似的酒。另外St. croix du mont，Loupiac及Cadillac也以甜白酒闻名。

佛龙萨克（fronsac）位于伊勒河和多尔多涅河之间，有1200公顷的葡萄种植面积，葡萄种植在河岸的黏质钙土和砂黏土壤上，佛龙萨克和卡农-佛龙萨克生产香味丰富，酒体结构强，适合长期珍藏的红葡萄酒。

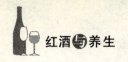

二、布艮地和博若莱　Burgundy & Beaujolai

位于法国中东部里昂以南，约二百五十公里涵盖三个县的这一地段，是法国古老的葡萄酒产区之一布艮地。葡萄种植面积约二万二千公顷，绝大部分生产AOC酒。与波尔多不同的是布艮地的法定产区餐酒只使用少数几个葡萄品种。在布艮地依据原产地和品质又分为五种法定产区，其中较大也十分有名的是Bourgogne。Bourgoghe红酒芳香浓郁，带果味，结构完整，独具个性，颇似豪迈勇劲的侠士，被誉为"葡萄酒王"。

常见的干红酒名：Bourgogne, Macon, Beaune, Nuits-Saint-Georges, Gevrey-Chambertin.

常见的干白酒名：Bourgogne, Chablis, Meursault, Montrachet, Macon, Pouilly-Fuissé.

博若莱位于马贡以南罗纳县内，长60公里宽12公里，葡萄种植面积约二万二千公顷，平均产量为一亿三千万公升。在葡萄酒中，Beaujolais可说是特别为"饮酒"而酿造的，酒令短，酒清淡而葡萄品种香浓郁，尤其是博若莱鲜酒（Beaujolais Nouveau），酿制后三个月即可上市，是用碳浸泡的工艺酿制的。

常见的干红酒名：Beaujolais, Beaujolais Nouveau, Beaujolais Villages, Brouilly, Chénas, Juliénas, Moujinà Vent, Morgon, Fleurie.

三、如拉和莎瓦　Jura & Savoie

这两个小产区靠近瑞士边境，产量少，但却风味独具，大多是葡萄农自家酿造的葡萄酒。如拉位于布艮地以东80公里长，6公里宽，面积约一千五百公顷的葡萄产区，在如拉高原的山脚。如拉的葡萄园从朝南的山坡一直延伸到海拔250～500米的平原地区，冬季严酷但秋季温和的气候使得如拉的葡萄可以延迟采收。品种是本地区特有的葡萄品种。如拉的土壤为风化的石灰岩、黏土和泥灰岩。本地区生产完整系列的酒，包括干红、干白、桃红、汽酒等品种。

莎瓦的葡萄园坐落在阿尔卑斯山坡上，由于大山的阻挡作用，这里呈现温和的大陆性气候，夏秋两季的良好的日照保证了葡萄的良好成熟，黏质土间杂着片岩和黏土或者冰川活动的冲积土，有利于葡萄的生长，种植的葡萄品种对当地气候也非常适应，这一切对生产白葡萄酒非常有利。

如拉的栽培面积：2050公顷

总产量：80000百升

酒的颜色：60％白葡萄酒，40％红葡萄酒和桃红葡萄酒

原产地监控命名种类：6种

莎瓦的栽培面积：2000公顷

总产量：125000百升

酒的颜色：20％红葡萄酒，5％桃红葡萄酒，75％白葡萄酒

原产地监控命名种类：4种

四、罗纳河谷 Vallée du Rhone

罗纳河谷酒区是法国第二大法定产区酒出产地，位于法国东南罗纳河两岸。因出产教皇饮用过的葡萄酒而有着辉煌的荣耀。罗纳河谷酒区的葡萄酒在国际上也很著名，经常出现在世界最好的宴会上。

栽培面积：80000公顷。

总产量：3800000百升

酒的颜色：90％红葡萄酒，6％桃红葡萄酒，4％白葡萄酒

原产地监控命名种类：26种

罗纳河谷可分为两部份，北边是较凉爽的大陆性气候区，产单一品种葡萄酒，南边则是温暖的地中海气候区，常混合多种葡萄酿制。

罗纳河谷北部：葡萄田位在谷边陡坡上的梯田，Côte Rôtie和Cornas出产味浓带花香与香料味的Syrah红酒，Hermitage红白皆产，耐久存的浓烈红酒和圆厚白酒，Condrieu则是有美味杏桃香的可口白酒。

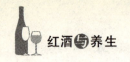

罗纳河谷南部：以产红酒为主，如较简单易饮的Côtes du Rhône，或酒精重，强烈浓厚的Chôteauneuf-du-Pape和Gigondas。也产玫瑰红酒，如Tavel，以及少量的干白酒。

整个产区还是红酒为主。Rhone地区，夏日艳阳普照，所产的酒浑厚、饱满、浓烈，但喝下去醇和软润，蕴含无限美味。

1. 教皇新堡

这是罗纳河谷南部最具知名度的一个产区，因为当年阿维尼翁教皇的夏宫建于此而得名。这里是法国最早的AOC产区之一，并以阿维尼翁命名的阿维尼翁红葡萄酒（Chateauneuf-du-pape AOC）也是同样著名。这里的葡萄种植面积有3200公顷，以深厚的卵石土质而著称，卵石土质贫瘠干燥，排水性好，尤其是在阳光下吸热反光性好，是绝佳的生产葡萄的地块，除了这一奇特优良的地块外，拥有多达13种的法定葡萄品种，也是教皇新堡的一个著名特色。

2. 罗第山麓

罗第山麓是罗纳河谷北部最著名的葡萄酒产区，葡萄种植面积200公顷，它以层层叠叠，起伏不定的梯田著称，同时又以生产最贵的葡萄酒而声名显赫，罗第山麓拥有最好的岩石土质，以种植王牌葡萄品种西拉为主，落地山路出产的酒层次极其丰富，汇集各种果香，比如覆盆子、紫罗兰花、郁金香，甚至胡椒、雪松子等香味都会在酒体中反映出来，这些果香和花香与西拉故有的强悍作用以及浓烈的单宁综合在一起形成了罗纳河谷葡萄酒最与众不同的特点。其出产了罗第山麓的红葡萄酒（cotes du Rhone AOC）以及罗第山麓白葡萄酒（Cotes du Rhone Blanc AOC）

五、普罗旺斯和科西嘉　Provence & Corse

普罗旺斯（Provence）的葡萄酒产区是法国最古老的产区，可上溯到最早期在地中海海岸定居的希腊移民。普罗旺斯以产清新可口，以果香为主的玫瑰红酒闻名，但也产不少具南部特色，味道浓厚的红酒，以Bondol，Côteaux des Beaux最出名，另外还有Cassis的干白酒也很受欢迎。科西嘉岛也以产重味的红酒为主，但也有一些细致的干白酒，Patrimonio和Ajaccio是最著名的两个产区。

普罗旺斯酒区以拥有法国最古老的葡萄园著称，普罗旺斯生产的葡萄酒非常独特，酒体里充满了土壤的印记。而且由于地中海阳光充足，Provence的葡萄含有较多的糖分，而这些糖转变为酒精，使普罗旺斯酒的酒精度比北方的酒高出2度。略带橙黄色的干桃红酒是最具特色的，酒体中还散发着百里香、月桂、染料木和熏衣草的气息。

普罗旺斯的葡萄园有着丰富多彩的景色，那里有被称之为"台地"的小梯田，也有地中海的海湾与阳光充足的石堆形成的谷地。

栽培面积：20000公顷

总产量：1100000百升

酒的颜色：16％红葡萄酒，80％桃红葡萄酒，4％白葡萄酒

原产地监控命名种类：8种

优良地区餐酒种类（VDQS）：1种

科西嘉岛是地中海上的第三大岛，是法国的酒岛，位于普罗旺斯以南180公里处。远远望去，仿佛是一座浮在海面上的山。科西嘉岛的海岸沿线景观壮丽，有崎岖的悬崖、美丽的海滩和清澈不受污染的海水，加上独特的人文环境共同培育出了岛上的葡萄酒自成一格的特性。科西嘉酒带有岛上特有的香草芬芳之味。

科西嘉岛共有18000公顷的葡萄园，但只有14％属于AOC的级别，红葡萄酒占了大部分。科西嘉岛所用的葡萄品种非常独特，不但有地中海的葡萄品种，如歌海娜、神索和麝香，还有只在科西嘉岛才有的品种夏卡雷罗。这款品种在花岗岩土质上表现良好，从阿雅克修到萨尔泰讷的西岸广泛种植。这款葡萄酿的酒，常伴有香料和胡椒的香味。

源自于科西嘉岛的还有一款葡萄品种韦尔芒提诺。它的与众不同在于早

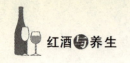

期采摘可以酿制白葡萄酒，晚期采摘则可酿制红葡萄酒。

来自于意大利著名的葡萄酒盛产地托斯卡纳的涅露秋是科西嘉岛上最名贵的一个葡萄品种。常用于酿制红葡萄酒和桃红葡萄酒，所酿制而成的酒充满果香，单宁优良而高贵。

科西嘉法定产区酒，可以再按地区分为5个：科西嘉角、卡尔维、萨尔泰讷、菲加里和韦酋港。还有两个镇级的法定产区酒阿雅克修和巴特里摩尼欧，另外还有一种名叫科西嘉角—麝香的天然甜葡萄酒和两个生产餐酒的酒区：巴特里摩尼欧和阿雅克修。

六、郎格道克–鲁西荣 Languedoc-Roussillon

位于法国南部邻接地中海一带是郎格道克葡萄酒产区，是法国最广阔的产区。它涵盖四个县，面积为三十八万公顷，占整个法国葡萄酒产区38%。没有一个葡萄园在近年来会像郎格道克—西荣那样的进步和发展。新一代的葡萄种植者完成了飞跃式的进步：改善品种结构，实行了土地的改良，实行了珍藏酒（Cuvee Speciate）的橡木桶陈酿。就面积说，它是法国第一大葡萄园，就法定产区酒来说，它也是法国第三大葡萄园。Languedoc-Roussillon主要出产日常餐酒（Vins de Table），也生产一些地区餐酒，此外，天然甜酒也比较有名气。随着葡萄园和酒厂不断进步，在这个大区内有若干小地方也生产出尚好的AOC和VDQS酒。该区所产的红酒非常干，颜色深紫；桃红酒和白酒则较轻柔，酒体较单薄。

栽培面积：283494公顷

总产量：16586000百升

酒的颜色：83％红葡萄酒，11％桃红葡萄酒，6％白葡萄酒

原产地监控命名种类：22种

优良地区餐酒种类（VDQS）：2种

郎格道克–鲁西荣酒区是全球最大的葡萄酒产区，主要产Vin de Pay,

但也有许多传统型的AOC产区，以酒精浓，口味浓重带香料香的红酒闻名，如Corbier， Minervois和Fitou等。同时也有许多自然甜味葡萄酒（Vin doux naturel）

七、西南区 Sud-Ouest

法国西南部包括波尔多以东Bergerac地区，包括十多个法定葡萄酒产区，各个小区都有各自的特点。品类繁多。法国的西南酒区是一个很特别的地域划分，由于波尔多的声望和它悠久的葡萄种植历史，波尔多已成为这个地区中的一个独立产区而被认同下来。但就葡萄种植的历史以及其葡萄品种来认定，整个西南酒区的葡萄品种和葡萄酒的品质同样是极其优秀的。甚至有一种说法，西南酒区的酒的品质是和波尔多一样的，而价格却要比波尔多低，所以法国人往往来此地购买他们喜欢的酒。

在葡萄种植者的印象中，所有的西南葡萄园都保留了其独特的风格，这些风格使得葡萄酒的爱好者对这片土地非常着迷。

从加龙河岸到洛特河谷，通过巴斯克地区到比利牛斯山脉和从加斯科涅至图卢兹的大门口，西南葡萄产地提供了非常优美的土壤和美酒。大西洋的影响可以在整个地区感受到，只不过程度有所不同。

栽培面积：13000公顷

总产：595000百升

酒的颜色：80％红葡萄酒，5％桃红葡萄酒，15％桃葡萄酒

原产地监控命名种类：10种

西南葡萄酒产地分散，品种多元，出产各式各样的葡萄酒。本区有不少红酒和波尔多类似，如Bergerac，Buzet等，但也有具地方色彩，色浓，口味紧涩的厚重红酒如Cahor和Madiran等。此外Montbazillac和Jurancon的甜白酒也很著名。

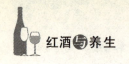

八、卢瓦尔河谷 Val de Loire

位于法国西部卢瓦尔河谷一带有许多葡萄园。卢瓦尔河谷酒区因为它宜人的气候和美丽的城堡而闻名，同时，卢瓦尔河谷酒区也因为葡萄酒品种丰富和多样性而著称。葡萄种植在阳光普照下的山坡及台地上，享受着温和气候和大西洋潮湿的风。这里的土壤是多样的，从密斯卡得的片岩，安汝的白垩（钙土和片岩土质）到索谬尔的钙质土壤；还有武弗雷含燧石的鹦鹉石质土壤，以及普伊的钙质泥灰岩质土壤。多样化的土壤，保证了卢瓦尔河谷酒区葡萄酒品种的丰富和复杂。

Pays Nantais有一万一千公顷 Muscadet葡萄园，产酒六千六百万升。是一种清淡、带果味的白酒。Anjou有一万四千五百公顷，其中近25%为AOC，AOC酒的平均年产量为八千二百万升。以卓越的桃红葡萄酒闻名，也是桃红酒出口英国最多的一种。Saumr主要出产深宝石红酒，带有覆盆子或紫罗兰香气，也生产一些有气白酒。Touraine有一万公顷的葡萄园，年产AOC酒超过五千万升，主要产清新型高品质的红酒、静态白酒、白汽酒和略有气泡的白酒。

栽培面积：30460公顷

总产量：1457800百升

酒的颜色：40％红葡萄酒，28％桃红葡萄酒，20％白葡萄酒，12％起泡葡萄酒

原产地监控命名种类：53种

优良地区餐酒种类（VDQS）：13种

卢瓦尔河是法国最长的河流，其流域各区生产风味不同的葡萄酒，由下游的uscadet到中段的Anjou及Touraine及较上游的Centre都是相当有特色的产区，价格也还相当平实。

Touraine以产Cabernet-Franc葡萄的红酒出名，如Chinon,Bourgeuil,另外也有Chenin blanc干型或甜型的白酒以Vouvray和Montlouis最著名，另外简单可口的Sauvignon de Touraine白酒及Gamay de Touraine红酒都是小餐厅常

见的便宜葡萄酒。

Centre以出产细致美味的Sauvignon blanc干白酒为主，Sancerre及Pouilly-Fumé都是闻名全球的产区，此外也产一点清淡可口，带樱桃香的Pinot noir红酒，外围的Menetou-Salon，Reuillye及Quincy也产类似的酒种。

1. 索谬尔

依传统制法酿制的索谬尔起泡酒除了采用诗南外还添加一点霞多丽，若是桃红葡萄酒则添加一点品丽珠，这里产的起泡酒相当可口，以果香和口感取胜，除了起泡酒外索谬尔也生产红葡萄酒、干白葡萄酒以及半干型的桃红葡萄酒。

2. 莱昂区

如果波尔多的甜白酒以索泰尔纳最为著名，那么能与之媲美的卢瓦尔河谷的甜白葡萄酒则非莱昂区莫属，这里的环境更适合贵腐甜酒的生产，但不同于索泰尔纳，这里以诗南为唯一的酿制品种。而且每年因天气条件不同生产半干、半甜、甜或贵腐酒等不同甜度的甜白葡萄酒。莱昂区因位于莱昂河沿岸的山坡而得名，葡萄园主要位于略微背面的山坡，这里的甜酒虽然不如索泰尔纳浓稠，但因为诗南相当高的酸度，可以让酒的口感平衡，不会太甜腻。蜂蜜、杏桃和杨葵花是酒龄年轻时常闻到的香味，陈年后香味更丰富，特优年份莱昂区甜酒可经得起数十年的储存。

3. 南特

以生产密斯卡得葡萄酒著称，密斯卡得又叫勃艮第甜瓜，是17世纪时由荷兰人从勃艮第引进而来，有意思的是，如今在勃艮第已经没有人在种这种葡萄了，而在南特却大受欢迎。南特的葡萄园种植面积有15000多公顷，在这个区域里，密斯卡得有4个AOC，最主要的一个是密斯卡得-塞维曼尼（MUSCADET DE SEVRE ET MAINE）法定产区，这个法定产区所栽种的密斯卡得葡萄要占据整个南特的85%，它位于南特市的东南方向，以花岗岩为主，另外3个AOC分别是：密斯卡得、密斯卡得卢瓦尔酒区和米斯卡的格兰里奥。

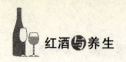

九、阿尔萨斯 Alsace

阿尔萨斯位于法国东北部紧靠莱茵河的Vosges山麓，长100多公里，宽1至5公里，是阿尔萨斯葡萄酒产区。阿尔萨斯葡萄酒除了有法定产区名称外，通常还标示所使用的葡萄品种，Alsace白酒很容易与其他法国白酒区分开来。首先，它有别具一格的鲜花般幽香，其次，它一定是高身绿瓶包装，很容易认出来。阿尔萨斯以生产白葡萄酒、甜白、桃红酒和汽酒见长，这些高质量的干酒都是在原产地入瓶的，从不桶装出口。Alsace酒一般以酿酒葡萄的品种命名，如：Gewurztraminer, Riesling, Sylvaner, Pinot Blanc...

如果说在酒标上，香槟酒强调商标，波尔多强调酒庄的名字，阿尔萨斯则强调葡萄品种。实际上每个产地葡萄酒的命名都和葡萄品种有关：比如购买雷司令酒、琼瑶浆酒或西万尼酒……都是用葡萄品种来命名的。

孚日山脉小山包的斜坡就像阳光下一个不同寻常的花园，在阿尔萨斯平原随处可见，它们提供了阿尔萨斯葡萄园得天独厚的条件。数公里宽的葡萄园从南到北连绵110公里。

在孚日山脉，葡萄园有一个很特殊的小气候以及非常好的光照条件。天然的屏障阻挡了西风和降雨（这里是法国降雨最少的地区之一），坡向是南或东南。冬季寒冷，夏季酷热。

秋末的独特气候使葡萄有一个缓慢的成熟过程，推迟了葡萄的采收期。

栽培面积：14950公顷

总产量：1146749百升

酒的颜色：8％红葡萄酒和桃红葡萄酒,82％干白葡萄酒,10％起泡葡萄酒

原产地监控命名种类：3种

地方特级酒庄：50个

阿尔萨斯靠近德国边境，产白酒为主，依使用的葡萄品种，有不同的风味。最著名的有Riesling, Gewürztraminer及Pinot gris等。除干白酒外，也有晚摘型的Vendange tardive和更浓的Sélection des grains nobles及起泡

酒Crémant d'Alsace及Pinot noir酿成的淡红酒。最好的葡萄园列为Alsace grand cru等级。

十、香槟 Champagne

香槟的中心地带位于巴黎东北部的90公里处。法国葡萄酒产区中，只有香槟产区的起泡酒才能叫"香槟"。 香槟是一种独特且无法仿效的法定产区葡萄酒，它一定是法国"香槟"地区所产的，而且必须按照香槟酒酿造法（Champenoise）酿制而成，甚至包括葡萄园中作业、酿酒程序、陈酿及行销都受到严格的管制。"香槟"是专利。没有一个其他的葡萄酒能像香槟酒那样集丰润、清爽、精致、浓烈于一身。香槟省是唯一的，但香槟酒是多种多样的。葡萄的主要产区是兰斯和埃佩尔奈以及它们的周边地带，包括兰斯山区、科德布朗和马恩河谷。奥布省距巴黎东南部约70公里，尽管大商行们对它不屑一顾，但是，它所生产的葡萄酒是不记年葡萄酒调制中的重要组成成分。在埃纳省、塞纳—马恩省和上马恩省的一些小葡萄园也种植用来酿制香槟的葡萄。

香槟不一定在喜庆的时候才用得着，以香槟下菜、佐餐实在是适宜得很。香槟并不根据地区或葡萄园命名，而是以各个"香槟屋"为牌子出售的。香槟分干（Brut）、半干（Sec）、甜（Demi-Sec）三种。

栽培面积：34000公顷

总产量：3亿零6百万瓶

酒的颜色：1％粉红香槟酒，99％白色香槟酒

香槟区所产的香槟是全球最著名的起泡酒产区，采用Chardonnay、Pinot noir及Pinot meunier葡萄，酿成干白酒，装瓶后再加入糖及酵母进行瓶中二次发酵而使香槟酒含有珠玉般细致的气泡。

十一、勃艮第 Bourgogne

在法国其他任何酒区都找不到像勃艮第这样的，在纬度如此高的地方能生产出这么高质量的红葡萄酒的酒区。尽管有严酷的冬季和春季的冻害，但葡

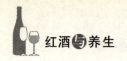

萄在勃艮第还是找到了优越的生长条件。因为朝向很好（朝东、南和东南方向），而且在坡度很缓的山坡上拥有适中的海拔高度（200米至400米）。勃艮第葡萄园较好的地理位置使得葡萄园有效地抵抗了冻害，躲避了西风，并利用了日照；另一方面；勃艮第夏季热而秋季干旱的气候条件，也是有利于葡萄成熟和生长的因素。

栽培面积：25000公顷

总产：1350000百升

酒的颜色：48％红葡萄酒，52％白葡萄酒

原产地监控命名种类：100种

优良地区餐酒种类（VDQS）：1种

Pinot noir红葡萄与Chardonnay白葡萄的故乡，出产举世闻名的红、白葡萄酒，有相当古老的葡萄酒传统，每块葡萄园都经过精细地分级。最普通的等级是Bourgogne，之上有村庄级communal，一级葡萄园1er cru以及最高的特级葡萄园grand cru。由北到南分为五个产区。

Chablis以口感清新较淡，酸味高的Chardonnay闻名，常带矿石香气。适合搭配生蚝或贝类海鲜。

Côte de Nuits是全球最佳的Pinot noir红酒产区，展现出了该品种最优雅细致却又浓烈丰郁的特性。Geverey-Chambertin，Morey-St.-Denis，Chambolle-Musigny，Vosne-Romanée及Nuits-St.-George等都是享誉国际的知名产酒村庄。

Côte de Beaune红酒与白酒都非常著名，特别是白酒，称得上全世界最精彩（也最昂贵）的Chardonnay产区，如Montrachet，Corton-Charlemagne，Mersault等等。红酒方面以Corton，Pommard及Volnay最出名。

Côte Chalonnaise这里的红酒与白酒都较Côte de Beaune来得柔和顺口，成熟也较快，价格也较容易让人接受。最出名的是Rully，Mercurey及Givry几个村庄所产。

1. 马孔内 MACONNAIS

马孔内区的葡萄园经常是与牧场混杂在一起的，这是这个区域的特点，专家说，一般有牧场的地方，光照会十分强烈，十分适合葡萄的种植，所以牧场边的葡萄园，品质大都是绝佳的。

马孔内区以生产白葡萄酒为主，所用葡萄品种一般都是霞多丽。马孔内出产的白葡萄酒，口感以清淡柔和简单为主，马孔内西边的丘陵地带，是整个区域中最好的白酒产地，分别属于四个村庄级AOC，它们生产霞多丽白葡酒。

2. 夏布利 CHABLIS

夏布利区处于大陆型气候区域，因此与勃艮第的其他产区相比，气候要寒冷得多，从葡萄的种植条件来讲，这种寒冷的气候并不适合葡萄的生长，所以夏布利区的葡萄产量也是勃艮第所有酒区里最低的，当然随着产量的降低，价格便也上升了，那里一度曾为勃艮第葡萄酒最贵的地方。

夏布利的葡萄园，主要有四个等级，最高等级为特级，区域内有7块葡萄园，共100公顷的面积为特级葡萄园，全都位于夏布利村，而且这七个葡萄园因为位置受光面积的不同而产出的酒各有不同，有的口感厚实，有的则清淡细致。

3. 莎隆内坡 COTE CHALONNAISE

夏龙内位于卢瓦尔河北岸，临近夏龙市，其历史和地理环境跟科尔多相似，也是以石灰土为主，但没有科尔多区那么大面积的向阳坡地，夏龙内的葡萄园比较分散，散落在海拔220米到340米之间的小丘陵上，所种植的葡萄品种也是以黑皮诺和霞多丽为主，有人说这里生产的酒体没有科尔多区来得丰厚圆润，但却有一种独特的风味。

在夏龙内有六个法定产区（AOC），最著名的是勃艮第夏龙内，这里生产有樱桃味的红葡萄酒，其酒的销量和品质经常在巴黎著名餐厅里高居榜首。

4. 科多尔 Coted'or

COTE DE NUITS（路易山坡）、COTE DE BEAUNE（博纳山坡）被誉为"黄

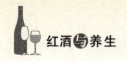

金斜坡"的科尔多区，位于第戎南部，葡萄种植面积只有8000公顷，科尔多常分为南北两个区域，北部的土地以石灰质土为主，非常适合黑皮诺葡萄的种植，这个地方主要以生产红葡萄酒为主，也是全世界黑皮诺红葡萄酒的最佳产区，科尔多区的黑皮诺红葡萄酒是勃艮第能跟波尔多梅道克红葡萄酒叫板的一款好酒，这款酒年轻时的口感和颜色纯净度似乎不及波尔多的酒，但成熟后，酒体便浓厚起来，口感细致清香，尤其适合配一些精致的家禽类或牛羊肉为主的菜肴，巴黎的上层社会，一向对黑皮诺红葡萄酒情有独钟。科尔多有个全世界都著名的法定产区尼侬。科尔多区内供有24个生产红葡萄酒的特级葡萄酒庄，其中23个在尼侬产区，全产区共有8个村庄生产AOC酒。从香贝天村开始，往南边紧挨着的6个酒庄全都是举世闻名的红葡萄酒产区，有人说它们是尼侬的六颗明珠。

第八节　法国著名葡萄酒庄

法国被称为红酒之乡，是和那些赫赫有名的酒庄分不开的，犹如梵蒂冈在基督徒心目中的神圣，法国波尔多地区的8大酒庄，也如同太阳一样让无数的葡萄酒爱好者为之痴狂为之萦绕心中。这8大酒庄分别是拉菲庄、拉图庄、奥比康庄（红颜容庄）、玛歌庄、木桐庄、白马庄、奥信庄和翠柏庄，法国顶级的红酒都产自其中。除了这八大酒庄外，德比翠酒庄及拉图飞卓酒庄，也非常优秀。这些酒庄的产品在中国都有销售，为了更好地识别和了解他们的产品，掌握各个酒庄产品的特性，我们分别介绍一下这些酒庄。

一、法国八大酒庄

（一）Chateau Lafite Rothschild（拉菲庄）

拉菲酒庄（全名：拉菲·罗斯柴尔德酒庄，法文：Chateau Lafite Rothschild），位于法国梅多克（Médoc）地区，占地达178公顷（其中葡萄园区占地103公顷）。该酿酒庄园位于波亚克市（Pauillac），并冠以该原产地命名控制（Appellation de Pauillac contrô lée，AOC）。其名Lafite取名自"la hite"，是中世纪南法方言，是小山丘的意思。

在波尔多红酒中，也许大家最熟知的就是拉菲庄了。1855年万国博览会上，拉菲庄是排名第一的酒庄（当年把参展酒庄按酒质、售价、名气及历史分五级，排名百多年变动不大）。当年，博览会从多如繁星的庄园中，选出61个名庄Grand Cru Classe（列级名庄），并把这61个名庄分为了5级。第一级共四个酒庄：拉菲庄、拉图庄、玛歌庄和红颜容庄。四个中拉菲排名第一。Lafite红酒的特性是平衡、柔顺，具有经典的黑醋栗、铅笔芯、雪松和矿质香气，层次丰富，馥郁优雅，单宁精致而强劲，陈年潜力非常长。也有人认为Lafite红酒的特性入口有浓烈的橡木味道，十分独特。除了招牌红酒Lafite外，酒庄还在智利创立了Los Vasco的副牌，大量生产价格低廉的红白酒，积极拓展大众市场。1973年时，木桐庄园晋升为同等地位并被认为是"五大名庄"中最为典雅的。

1. 历史

有关拉菲庄的历史，可追溯到公元1234年。拉菲庄属拉菲贵族家族产业。拉菲（Lafite）贵族创园1354年，十四世纪已相当有名气。

1675年当时世界酒业一号人物西古（希刚）家族杰克公爵（J. D. Segur）购得了拉菲酒庄。入主后大力整顿，老西古去世后，其次子亚历山大与波尔多另一名拉图酒庄的女继承人结婚，此举使他们的儿子小亚历山大成为掌控"五大名庄"中两大名庄的"葡萄王子"。传至孙辈尼古拉亚历山大时，已拥有拉图尔庄园，1718年又买下木桐庄园，和北部圣特斯塔夫等顶级卡龙-西谷庄园。"西谷王朝"第三代尼古拉（葡萄酒王子）Prince des Vignes时达到高峰。尼古拉1755年去世，身后偌大财产由4个女儿继承。拉菲庄园由长女继承，长女再交给长子尼古拉-马利-亚历山大伯爵。路易十四曾说希刚家族可能是法国最富有家族。当时上流社会著名"交际花"路易十五情妇著名懒妇庞巴迪或蓬皮杜对拉菲情有独钟。令拉菲成为凡尔赛宫贵族杯中佳物。路易十五

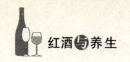

夫人宴客多用此酒。英国首相沃柏1630年代也曾每三个月购一桶拉菲庄园的酒享用。18世纪，拉菲酒庄已为英国伦敦的酒商们所推崇，而且成了法国国王路易十五的宫廷御酒。传说，法属圭亚那总督履任前，曾咨询波尔多的医生带哪种酒去上任喝好，医生当时推荐拉菲酒为最保健养颜的葡萄酒。当总督回国述职拜见法国国王时，后者惊讶地发现总督与出发时比较像是年轻了25岁。总督将此归因于拉菲酒的功效，从此，王后和宠妃们都争喝拉菲酒，一时成为宫廷时尚。

1755年希刚家族第三代掌门人去世后，拉菲产权进入一段较混乱时期。但拉菲酒质依旧不为人失望。1784年拍卖。当年12月孟修以101万法郎买下拉菲庄，两年后又以同样价钱卖给多市议会议长佩查德。1794年6月30日，佩查德因助叛逃者逃亡被送上断头台，庄园充公。1816年银行家凡登堡的妻子雷玛尔购得，为他在拿破仑时代赚到的财产"洗钱"。1821年卖给英国银行家及国会议员斯柯特。凡登堡是位精明银行家，替拿破仑政权供应军品起家。为使此园日后能完整地由独子安内继承，遂作"假买卖"，实际仍是凡登堡拥有，此事瞒天过海45年，1866年安内去世后无子女继承，3位姐姐终将此事揭发，并拿银行帐户作证。三位女士皆有伯爵夫人身份，法国政府礼遇性处低额罚款，再度拍卖。

1868年6月20日，公开拍卖会上拉菲庄园身价惊人（1855年第一等"顶级"首位）。土地135公顷，其中葡萄园74公顷，年产量达19万～24万瓶左右。拍卖底价475万法郎，第一次流标，6周后，第二次搞标，终有买主。中标者是15年前买下木桐庄的罗特希尔德家族长房詹姆士·罗富齐男爵（Baron James Rothschild），以444万法郎中标。拥有拉菲庄一直至今，且一直能把拉菲庄质量和世界顶级葡萄酒声誉维持至今。比起购买木桐庄的堂弟纳撒尼尔男爵，詹姆士更具贵族气派。詹姆士广结各国宫廷要人，他的私人厨师曾在英王乔治四世、沙皇亚历山大、奥皇、法王等处献艺。关于男爵高价购买有几种说法：①男爵炫耀财富；②家族"比拼"，家族另一房纳撒尔男爵已购波尔多排名第五木桐庄园，长房詹姆士男爵岂能甘于人后。③也许迷信，詹姆士男爵银行正好在巴黎市拉菲大道上，或许詹姆士男爵认为这是不成文的巧合，注定要购买。但似乎真正原因还是着眼"赚钱"。詹姆士男爵精明盘算酒业前景，计算园价只是此园每年收获8倍而已，因此大胆投资，可惜詹姆士男爵中标三个月后，脚步尚未踏进拉菲庄园就与世长辞。

2. 正副牌与特色

正牌：Chateau Lafite Rothschild拉菲庄园一级酒庄

副牌：Carruades de Lafite

生产三个等级酒：第一等级以拉菲-罗特希尔德庄园为名；第二等级则是木桐庄园中的卡禄阿德；第三等级近年生产，仅以地区"波仪亚克"为名，标志则是代表罗特希尔德家族的五支箭。二、三级酒相当平庸，特别是列入二级的卡禄阿德。

除招牌红酒Lafite，智利创立Los Vasco副牌，大量生产价格低廉红白酒，积极拓展大众市场。

特色品评：个性温柔婉细，较为内向，口味较轻，不强烈，不会让人立即感受特色。须等至少10年，拉菲真面貌才会呈现，不像同产于菩依乐村的两大名庄拉图和木桐刚强个性。花香、果香突出，芳醇柔顺，水果香和其他莫名味觉芳醇。喻其"大小姐"，极具个性脾气大概指的就是这个神秘滋味了。葡萄酒爱好者称拉菲为葡萄王国中的"皇后"。成熟Lafite红酒平衡、柔顺，入口有浓烈橡木味，十分独特。

拉菲堡葡萄酒的风格：很高雅，很贵族气，即使带着一点温柔也显得严肃谨慎，不带太多感情，总是保留着一点距离；像是抬着头，挺直了背，很难亲近的样子，需要等到酒成熟了以后才能感到她的精彩。不同于木桐的熟果与熏烤香，拉菲的招牌是铅笔芯、矿石与雪松味道。

比起Mouton Rothschild（木桐酒庄）的开放与商业，低调封闭的拉菲堡像是一座与世隔绝的村庄，带着神秘的气氛；虽庄主在外地投资酒庄，也经常

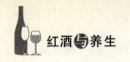
有世界各地的访客前来参观，但是拉菲堡更像是个古老的封建帝国。

3. 地理气候与品种

波仪亚克（普尔勒）（pauillac）北方碎石山坡上，拉菲庄园总面积90公顷，面积居五个一等顶级酒园之冠，也较绝大多数的二、三等酒园大。

嘉本纳沙威浓（Cabernet Sauvignon）占70%左右，梅乐（Merlot）占20%左右，其余为嘉本纳弗郎（Cabernet Franc）。每公顷植8500株，所以约有76万株葡萄树。一般而言，该园平均树龄达42年，维持传统种植方式，等葡萄充分成熟后方才采收。同时在采摘过程中一并进行筛选工作。葡萄采收送到酿造厂后，会以每桶为单位再作筛选。一公顷收成4000～4500公升，所以每株葡萄树只能生产半瓶葡萄酒。每年的产量大约三万箱酒（每箱12支750ml算）。此产量踞所有世界顶级名庄之冠。以此产量及其能维持的价格相比，拉菲庄的成就真是无人敢比。拉菲庄的葡萄种植采用非常传统的方法，基本不使用化学药物和肥料，以小心的人工呵护法，让葡萄完全成熟才采摘。在采摘时熟练的工人会对葡萄进行树上采摘筛选，不好不采。葡萄采摘后送进压榨前会被更高级的技术工人进行二次筛选，确保被压榨的每粒葡萄都达高质要求。拉菲2至3棵葡萄树生产一瓶750ml酒。除此之外，拉菲庄还是出名愿花重本雇用最顶级酿酒大师的名庄。为保护这些珍贵的葡萄，拉菲庄园在平时除非经总公司许可之外，一概不开放参观；甚至每株葡萄树都竖立铁丝网以供葡萄枝攀延。

葡萄酒新酿后，开始分级。拉菲庄园成为巴黎银行家罗特希尔德的产业后，产量与质量都维持巅峰状态。1797年，拉菲就委托名酿酒师古达尔全权负责酿酒与酒园的经营事宜。拉菲庄园有一个全世界规模最大的酒窖，是古达尔亲手建立，并且将每年所酿造的酒保留一定比例存于酒窖中，现在这个精心维持近200年的酒窖，无疑是一个"名酒博物馆"。此外，拉菲庄园也是在古达尔家族的努力下获得1855年一等顶级的荣耀。直到现在，专业的酿酒师仍是拉菲庄园内的总管人物，同时一般人也尊称他们为"大师"而非单纯的"先生"，其地位由此可以想见。

被挑选为一级的拉菲庄园酒以往会在全新木桶中醇化近三年，最近才改为陈入两年，所以拉菲庄园的酒不仅仅会基于天气因素，也会因人为的分级挑选与同级的调配混合，每年都会有相当程度的差异，可以说每年会有其独特的风格。尽管如此，其价格仍年年居高不下。在产量方面，虽然园方将其视为机密从不外泄，但据推断年产量当在36万瓶左右，其中一半至2/3是一级酒，其余则为二级和三级酒。以如此的产量还能维持高水准的品质，拉菲庄园简直可以被称为"葡萄酒王国中的巨人"。

拉菲庄园和木桐庄园一样，在第二次世界大战时被德军占领，但幸运的是德军并未对其进行破坏。其中一个原因是当时德军的空军总司令、希特勒法定接班人戈林元帅看中了此园，不仅常住在此，也预定将其纳入私囊，作为私人产业，所以该园才能幸免于难。

最贵的标准瓶装葡萄酒——1787年份拉菲庄葡萄酒，1985年拍卖售出16万美元。

拉菲每年的产酒量大约3万箱。最佳年份为1953、1959、1982、1986、1996、2000、2003和2005年。

（二）Chateau Latour（拉图庄）

被称为全球最昂贵的酒园拉图，位于法国波尔多（Bordeaux）美度区（Medoc）菩依乐村（Pauillac）的拉图庄（Chateau Latour），是一个早在14世纪的文献中就已提到的古老庄园。但当时它还不是个酒庄，16世纪时才开垦成为葡萄园。在1855年已被评为法国波尔多一级名庄之一，备受红酒爱好者们追捧。

这座古老的酒园在1670年被法国路易十四的私人秘书戴·夏凡尼（de Chavannes）买下。以后一直在法国贵族之间转手。但在1963年，当时掌握拉图庄的三大家族中的Beaumont和Cortivron因为不愿每年将红利分给68位股东竟把酒园79%的股份卖给了英国的波森与哈维（Pearson and Harveys of

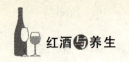

Bristol）两个集团！消息传来，举国震惊。不少法国人视其与卖国行为无异。1989年已成为哈维集团东主的里昂联合集团（Alliance Lyonnais）以近2亿美元的天价把在波森集团手中的股份购回。每公顷单价为1400万法郎。换算到每株葡萄树即值1800法郎，堪称全球最昂贵的酒园。1993年，法国百货业巨头春天百货公司（Printemps）的老板Francois Pinault以7亿2千万法郎购下拉图庄的主控权。

拉图庄种植的葡萄以嘉本纳沙威浓（Cabernet Sauvignon）为主（80%）。每公顷植10000株，可算是密集型种植。但园中多为30～40岁的老树，葡萄质量高而产量少，每公顷产量不超过5000公升。葡萄在采收时就经过严格的筛选，而在葡萄汁发酵时也不是如一般酒厂在木桶里进行而是以不锈钢为酒槽，在美度区可谓之先河。葡萄汁在不锈钢槽发酵完后再泵回全新木桶醇化20～24个月不等。如果年份不好，酒庄会加强葡萄的筛选工作以保证即使在较差年份仍能保持酒的品质。

当酒庄在英国人手中时，英国人完全听从"内行领导"，将酒厂委由酿酒大师加德尔（Jean-Paul Gardere）全权处理。加德尔不负所托，一连串的改革使得拉图堡更获得脱胎换骨的生机。而Jean-Paul Gardere的更新计划之一便是引进可控制温度、发酵进度且容量达14000公升的不锈钢槽。当时也曾引起业界的一片质疑，不过结果却证明Gardere的做法是正确的。现代化的发酵方式比传统方式要减少一半的时间（7～10天），也改善了拉图的高度涩感与必须放置10年以上方可入口的问题。

加德尔第二个重要决定是酿造次等酒，"拉图之堡垒"可以算是所有二等酒中品质最佳的（LesFortsde Latour）。"堡垒"虽非正规部队，但是酿造过程可一点也不马虎，必须等醇化后才能成熟。名品酒家派克认为"堡垒"是所有二等酒中最优者。

1990年拉图堡更推出三等酒，此酒卷标只有一个堡垒图像，名称只有一个简单的"波仪亚克"（Paauillac），另在卷标下行以小字体标明是在拉图堡装瓶。

一般而言，拉图堡比木桐堡、拉菲堡与玛歌堡需要更长的醇化期，至少需10~15年方可以度过"青涩期"。成熟后的拉图堡有极丰富的层次感，丰满而细腻。一位品酒家这样形容拉图："拉图是月光穿过层层夜幕洒落的一片银色。"另一位英国著名的品酒家休强生曾形容拉菲堡与拉图堡的个性：若说拉菲堡是男高音，那拉图堡便是男低音；若拉菲堡是一首抒情诗，拉图堡则为一篇史诗；若拉菲堡是一曲婉约的轮旋舞，那拉图堡必是人声鼎沸的。这两种著名的酒是否有一阴一阳或一刚一柔的个性，就有待你自己去体会了。

Chateau Latour 1982是全世界最佳年份的超优质红酒之一，是葡萄酒爱好者一生所不容错过的梦幻体验；极度丰富和浓郁的口感、强烈的风味都让人难以忘怀。

在法文中，Latour的意思是指"塔"，如果用六、七十年代的叫法，Latuor就相当于"塔牌"（因酒庄之中有一座历史久远的塔而得名）。不要取笑这个名字老土，在不少波尔多红酒客的心目之中，它可是酒皇之中的酒皇！拉图酒庄早在18世纪就为英国王室和贵族所欣赏，当时的拉图已经比其他波尔多酒贵20倍左右。1787年，痴迷法国葡萄酒的托马斯·杰弗逊也对拉图赞赏有加。因为Latuor的风格雄浑刚劲、绝不妥协，一些原本喜爱烈酒的酒客，因为健康原因要改喝红酒，Latour便成了他们的首选。Latour酒庄也因为有众多酒客捧场，而成为酒价最昂贵的一级酒庄之一。

拉图庄葡萄园占地面积：160.5英亩

平均树龄：40年

葡萄种类：Cabernet Sauvignon75%；Merlot 20%；Cabernet Franc 4%etit Verdot 1%

每年的产量：正牌酒175,000瓶

副牌：Les Forts de Latour 140,000瓶

三牌酒：Pauillac de Latour 少量

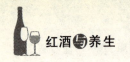

最佳年份: 1945、1949、1961、1970、1982、2000和2003年

（三）Chateau Haut-Brion（奥比康庄或红颜容酒庄）

与拉图、拉菲、玛歌、木桐不同，奥比康不属于梅多克产区，而是唯一在梅多克之外的格拉夫产区（Graves）的五大酒庄之一。酒园位于波尔多吉伦特河左岸的佩萨克（Pessac-Léognan）地区，坐落在两个小山丘之上，仅有42公顷，面积是波尔多"五大"中最小的，产量也是最低的，全年仅12万~15万瓶。这里的土壤遍布大小砾石和卵石，排水性极好（这对于葡萄的生长极为重要）。酒庄的葡萄园种植了三个红葡萄品种——美乐（Merlot）、赤霞珠（Cabernet Sauvignon）和品丽珠（Cabernet Franc），其中以美乐居多；另外还有两个白葡萄品种，即赛美蓉（Semillon）和长相思（Sauvignon Blanc）。奥比康的白葡萄酒产量更低，全年仅6000-8000瓶，被外界称为波尔多干白之王。除了正牌酒奥比康外，酒庄的副牌酒——巴昂斯（Bahans Haut-Brion，2007年起改为Le Clarence de Haut-Brion）也是备受葡萄酒爱好者青睐的佳酿。

奥比康酒庄又称红颜容酒庄，创园于1525年，在1660年法国国王就用它来招待宾客，到了1855年以后，如果一级酒庄的排行榜上没有把它列出，那么这个排行榜的权威性就要受到质疑。奥比康庄园现在为美国人所拥有。庄园也出产有属于Graves区的特殊泥土及矿石香气的红酒，口感浓烈而回味无穷。

你也许会好奇，为什么命运多舛的奥比康酒园，依然能在1855年的波尔多官方评鉴荣获一等庄的称号？除了200余年久负盛名，奥比康的葡萄酒确有不凡之处外，还有一个重要原因，那就是天佑奥比康，令其躲过了当时肆虐法国葡萄园的根瘤蚜虫病，它是格拉夫地区唯一幸存的葡萄园。

尽管奥比康是有着500余年悠久历史的名庄，但它却并非守旧之辈，只要是对葡萄酒酿造有好处的创新，它都勇于尝试。如，从1961年开始，奥比康由巨型木桶换成不锈钢罐来完成酒精发酵，这也是此酒区第一家换用不锈钢罐的酒庄；1969年，奥比康首先开始在波尔多尝试进行用螺旋盖封瓶的试验。

由于奥比康是离波尔多最近的酒庄，受都市气候影响，因此葡萄成熟度较高。庄园出产的红酒有属于Graves区的特殊泥土及矿石香气，甜美柔和，还有香辛料、烟草和黑色浆果的香气，口感丰腴浓烈，层次多变，回味无穷。很多业内行家都表示，奥比康酒，越陈越香，就连葡萄酒界最具影响力的酒评家——罗伯特·帕克也表示："越喝越好喝！"大家公认，奥比康是一款最适合与红颜共饮的典型淡雅型美女酒，它曾作为丰厚嫁妆见证了一段又一段动人的爱情故事。典雅、浪漫、唯美，除此之外没有更合适的辞藻来形容这款独具魅力的美酒了。

说到它曾作为嫁妆见证了一段又一段爱情。有必要讲几段有关它的故事。

红颜容名副其实地成为酿酒酒庄应该是从1525年开始。当年在波尔多市附近礼邦市（Libourne）市长女儿Jeanne de Bellon嫁给富有的贵族Jean de Pontac。Jeanne长得美丽动人是市长最心爱的宝贝。当她出嫁时，市长把红颜容园送给女儿做嫁妆。Jeanne是红颜绝色的大家之秀，自然深得丈夫的百般疼爱。Jean de Pontac于1533年为Jeanne买下了庄园旁边的一处豪宅叫：Maison Noble de Haut-Brion连属地一起纳入酒园内。以后不久他又在豪宅旁为妻子建立起今天我们所见到的红颜容庄城堡。红颜容庄园城堡可称得上是波尔多酒庄城堡中最浪漫，优美和典雅的一座，所以她的酒标上一直用此建筑物作为商标图案。

Pontac家族一代接一代的拥有着红颜容酒庄。1666年Pontac家族在伦敦开了一家餐厅酒馆，专做法国美食和红颜容美酒叫：Pontacs Head Tavern，当时是伦敦时尚人士最喜爱的聚点。在那个年代法国酒出口到英国都是散装酒，到英国后才装瓶并贴英文标签的。红颜容是第一个在原产地装瓶而且打法文酒标的酒在英国销售，但它非常受欢迎，价格也不菲。

十七世纪末Pontac家族的后人Francois由于没有儿女，去世后红颜容庄落

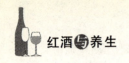

入其妹夫Fumel家族手中。1794年法国大革命中Fumel家的继承人被送上了断头台，财产被充公。法国大革命结束后Fumel家的后人又将红颜容庄买回。但不久即出售给当时拿破仑皇朝的外交部长Talleyrand，1836年该庄园由Egene Larrieu购得。

1935年红颜容酒庄又发生了有趣的买卖故事。当年非常富有的美国金融家Clarence Dillon因为很喜欢葡萄酒，所以决定去葡萄酒圣地波尔多买一个顶级酒庄。Dillon原来是决定去谈圣达美隆区（St. Emilion）的白马庄。但由于当天下大雨雾又大，天气很寒冷，他觉得不是很舒服，所以想找个地方休息整顿一下，结果走进了离城不远的红颜容酒庄，成了酒庄的客人。饥寒交迫之下，喝着红颜容的美酒，吃酒庄准备的美餐，Dillon喜欢不已。一谈之下得知业主也有出售酒庄之意，所以双方一拍即合，当场成交。自始，Dillon及其后人一直拥有红颜容酒庄，Dillon的儿子Douglas Dillon1953年成为美国驻法大使当然也是酒庄的庄主。Douglas回美后成为肯尼迪政府的财政部长，1967年Douglas的女儿Joan嫁给卢森堡王子，红颜容酒庄成为她的嫁妆，从此由她掌管。王子去世后，红颜容酒庄又跟随Joan于1978转嫁Duc de Morchy。而Morchy就成为了现时红颜容酒庄的董事长。

奥比康庄除了红酒知名外，其出产的Haut-BrionBlanc白酒也是波尔多公认的最顶级的白酒位之一。此外，由于其知名度目前还不如拉菲、拉图响亮，因此奥比康的葡萄酒价格偏低，是绝对值得投资和收藏的稀世佳酿。

奥比康庄园现在为美国人所拥有，年产量约2万箱。最佳年份为1989年，著名酒评家罗伯特·帕克给出了100分的满分评价。

（四）Chateau Margaux（玛歌庄）

传统的波尔多名庄均位于波尔多的左岸。她们有三个位于菩依乐（Pauillac）村，一个位于碧莎（Pessac）村，而玛歌庄位于玛歌（Margaux）村。玛歌庄是玛歌村名庄中最灿烂的一颗明珠。

　　Margaux是波尔多红酒产区之一，但也是酒庄的名称。能够使用产区作为酒庄名称，酒石酸质自然有其过人之处，Chateau Margaux是法国国宴指定用酒，中国国家主席胡锦涛在法国波尔多访问时，所参观的酒庄就是Chateau Margaux。而当时酒庄给胡锦涛品尝的酒，就是1982年的Chateau Margaux。成熟的Chateau Margux口感比较柔顺，有复杂的香味，香气芬芳，层次丰富，变幻迷人。如果碰到上佳年份，会有紫罗兰的花香，可以将优雅迷人与浓郁醇厚、细腻柔美与劲道结合的完美无缺。曾有人感慨，如果说Latour是梅铎区"酒皇"的话，那么Chateau Margaux就应该是"酒后"了。

　　玛歌庄历史也非常悠久，由Pierre de Lestonnac建园于1590年。由Lestonnac家族拥有近百年之久。但由于女传子，子传女加上法国大革命期间财产曾被充公等复杂的关系，令其原有姓氏早不复存在。1787年玛歌庄已被18世纪最出名的酒评家，当时的美国驻法大使Thomas Jefferson（后成为美国第三任总统）点名为法国的四大名庄。其余三个分别是拉菲庄，拉图庄和红颜容庄。Thomas Jefferson的眼力真是了得。在六十多年后的1855年评级中，此四大名酒全进入了列级名庄中的四个一级庄。

　　玛歌庄的城堡是波尔多酒庄中最宏伟的城堡。壮丽城堡的建成应归功于Marguis de La Colonilla侯爵。他于1802年买下玛歌庄，花了14年时间，精心设计及建造。终于在1816年完工建成了今天我们所见到的玛歌庄城堡。

　　1836年，De La Colonilla家族出售了玛歌庄。后来玛歌庄又经过多次的转让，直到1934年玛歌庄由波尔多大酒商Ginestet家族购下并精心管理着。七十年代初，Ginestet的酒贸易业务经营不力，需要资金周转，所以决定出售固定资产玛歌庄套现。但他们列出了出售的三大条件：①必须保留Ginestet公司作为玛歌酒的独家经销权；②原有雇员不得被新买主炒鱿鱼；③为了Pierre Ginestet对玛歌酒庄所做的贡献，新买主必须允许Pierre终身居住在酒庄城堡。这三大条件虽然令很多国内买家为难，但还是有国外买家争相竞投的。但法国政府认为玛歌酒庄是法国人民的重要历史和文化遗产，所以千方阻挡外

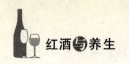

国买家的介入。最后Ginestet只能做出包括金钱的各种让步，终于在 1977年成功地卖给了在法国经营超市的希腊人Andre Mentezelopoulos家族。1980年Andre去世，他的产业留下给女儿Corinne。1987年Corinne决定把家族产业和富有的意大利家族Agnelli合并。因此意大利人也自然地拥有了玛歌庄的部分产权。但玛歌庄的经营至今一直由Corinne负责管理。

玛歌庄的红葡萄种植面积有78公顷，其中 Cabernet Sauvignon75%，Merlot20%，Cabernet France和Petit Verdot5%。玛歌庄的正牌酒Chateau Margaux自八十年代至今表现相当出色，很多酒评人称之为近年来波尔多左岸最好的一级名庄。玛歌庄的副牌红酒叫: Pavillon Rouge du Chateau Margaux（玛歌红亭），是波尔多最早的名庄副牌酒。玛歌生产副牌的历史已超过一百年。玛歌庄还有12公顷的白葡萄，全是Sauvignon Blanc（白沙威浓）用于产波尔多最好的白葡萄酒之一的Pavillon Blanc du Chateau Margaux（玛歌白亭）。玛歌庄的总产量大约每年2万箱酒。

玛歌酒庄的红酒，通常要在发酵罐中放3个星期，再在新橡木桶中放18~24个月。酒庄的正牌酒单宁丰厚，可历久藏，通常应该在20~30年后饮用为宜。

玛歌红酒颜色优美，气味香甜优雅，酒体结构紧密细致，入口温柔典雅，而且平易近人。您感觉它有力度但不上头，它喝起来舒服而不易醉，微微张开口，您会感觉口腔纯净清凉。玛歌酒是一种适合心平气和地品尝的酒。有人形容玛歌酒象优美婉转的绝妙女唱或余音绕梁的音乐。

产地：波尔多玛歌区（MARGAUX）

级别：1855年评级（第一级庄园）

表面积：192.70英亩

葡萄品种：75%赤霞珠，20%梅洛，5%佛朗及小维度

平均树龄：35年

种植密度：每公顷10000株葡萄树

平均产量：每公顷4500公升

年产量：200,000瓶

窖藏：储存在橡木桶18～24个月，灌瓶前经澄清过程，无过滤，成熟期为15～35年

最佳年份：1900、1928、1982、1983、1990、1996和2000年

（五）Chateau Mouton Rothschild（木桐庄/武当庄）

Chateau Mouton-Rothschild因外来翻译不同称作武当庄或者是木桐庄。与拉图酒庄一样，它也是一个很"土"的名字。"木桐"是法文Mouton的音译，它的原意是指"羊"，酒庄原是"羊庄"，原因很简单，据说酒庄所在地原来是给牧羊人放羊的山坡。

波尔多是世界葡萄酒的圣地，而波尔多产酒最璀璨的两个村应算是宝物隆（Pomerol）和菩依乐（Pauillac）。在波尔多传统的五大名庄中，菩依乐一村就包括了三大名庄，他们分别是：拉菲庄，拉图庄和武当庄。

1853年，富有的银行家Baron Nathaniel de Rothschild买下了武当庄，并正式改名为Chateau Mouton-Rothschild。十五年后他的堂兄也买下了旁边的拉菲庄，拉菲庄Chateau Lafite – Rothschild的姓氏Rothschild跟武当一样。然而法国官方在1855年波尔多酒的评级中，武当并没有拉菲那么幸运进入列级名庄第一级，它只排在第二级的第一名。为此他们家族花上118年的时间和努力才争回了第一级的荣誉。由于木桐超群的品质，在 1973年法国才破例让木桐庄升格为一级酒庄，到目前为止也是惟一一座获此殊荣的酒庄。

武当庄辉煌时期的开端可以说是从1921年起，当只有二十岁的Baron Philippe Rothschild走进庄园开始。为躲避一次世界大战，Barnon Philippe从巴黎跑到波尔多。短短的一段时间后，他发觉自己非常喜爱这一片祖先留下的酒庄和葡萄酒。他说服了父亲把酒庄交给他管理。1922年开始，他正式地成了酒庄的主管经营人。这令庄园进入了一个黄金发展时期。Philippe男爵掌管

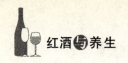

武当长达65年之久。他的一生不单单为武当酒庄，还为波尔多酒的发展事业做出了巨大的贡献。

Baron Philippe除了精心打造武当之外，还收购了同在菩侬乐村的两个名庄，达美乐庄（Chateau d, Armaillacge）和嘉美浓庄（Chateau Clerc-MiLon）。收购达美乐时，酒庄还有一家附属的小酒商。随着男爵事业的蓬勃发展，这家小公司也不断壮大成为今天的Baron Philippe de Rothschild S.A.。从上世纪30年代起，公司已经开始品牌酒的经销，男爵后来创立了一个叫Mouton Cardet木桐嘉弟的波尔多AOC酒品牌。该酒酒质一般，但销量很大，在世界各国都差不多能看到此酒，已成为今天全世界品牌酒中无可争议的明星，赢得可观的收益。男爵不仅在本土收获连连，还在海外取得了显赫的成功。他与美国酒业头号人物Robert Mondavi在加州纳帕谷合作开创的作品一号Opus One，该酒无论是价格还是质量都是加州目前的顶尖酒之一。

1987年，Philippe男爵去世。次年，男爵的女儿Philippine女男爵全面接掌家族事业，她用创新精神续写着武当历史。80年代末，Philippine女男爵决定在菩侬乐村最精华地带种植4公顷的白葡萄品种。1991年，酒庄开始酿制白葡萄酒Aile d'Argent，赛美容葡萄占到一半左右的调配比例。1994年，武当开始生产副牌酒Le Petit Mouton。同先父一样，女男爵进军海外成绩非凡，在智利酿造的活灵魂Almaviva如今是当地数一数二的顶尖名酒。

武当红酒以85%的嘉本纳沙威浓（Cabernet Sauvignon）酿制。其色泽深红，香气浓郁，味道刚烈强劲，个性突出，是典型的男性酒。它早年单宁强烈，需要十五年左右的陈年（至少八年）才能展现真正风采。太早饮用的武当就像新世界酒一样粗犷但果香丰盈。1993年起武当始出产副牌酒"小武当"（Le Petit Mouton de Mouton-Rothschild）。一上市就定价高于所有名庄副牌，价钱甚至超过不少二级名庄。最近武当还开辟了一小块4.6公顷的地，种植1/3白沙威浓（Sauvignon Blanc），1/3沙美龙（Semillon）和1/3美事卡得（Muscadelle）用于生产波尔多顶级白酒名"Aile d"Argent"。

1945年第二次世界大战胜利后，武当庄的酒标上加印了一个"V"字，代表胜利之意。木桐庄庄主非常有商业头脑，不但普通餐酒Mouton Cadet的年出产量达数百万瓶，而且酒庄每年邀请世界各地著名画家，替"招牌酒"Mouton Rothschild设计当年的标签，用以作为武当庄这个年份的Label。画家的报酬是五箱不同年份已达成熟期的武当和五箱该年份的武当。历年来名画家的真迹不但成为了武当的Label，还为武当酒庄建起了一个名画博物馆，成了波尔多的游客必去之地，也为武当酒庄增添了浓厚的艺术气氛。其中最出名的一幅画要数用于1973年武当Label上的毕加索Picasso的"酒神狂欢图"。因为酒的标签本身就颇有艺术价值，所以就算那年的酒不好喝，单是瓶子已是珍贵的藏品。据悉现在要集齐由1945年至今全套的Mouoton酒，需人民币50万元以上。Mouton红酒的特性，就是开瓶之后，酒质与香味变化多端，通常带有黑醋栗香、咖啡、烤木香气，香气熟美丰沛。口感浓厚，层次复杂，单宁劲道。新酒熟美劲道，陈年后丰满醇厚。

最佳年份为1945、1982和1986年。

（六）Chateau Cheval Blanc （白马庄）

白马庄园虽位于圣爱美浓区，但地近玻美洛区，所以地文与其极为相近。土壤多为碎石、砂石及黏土；下面则是含铁质极高的岩层。白马堡主要种植的葡萄和一般名园以卡本内·苏维翁为主的情形不同，挑上了有苏维翁"乡下穷亲戚"之称，且较淡、色浅、早熟、单宁少、较香的卡本内·弗朗（66%）与美洛（33%），种植密度为每公顷约六千株。在全新橡木桶中的醇化期约十八至二十四个月。至于不是很理想的酒则充作二等酒，也就是"小马"。"白马庄园"副牌酒的名称为"Le Petit Cheval"，1988年开始面世。1947年份的"白马庄园"酒曾赢得波尔多区"本世纪最完美红酒"的美誉。1991年起"白马庄园"聘请波尔多地区最著名酿酒师皮雅鲁顿担任本园的酿酒师直至现在。

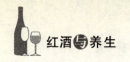

白马庄是圣埃米伦区同一家族拥有最长时间的酒庄。1852年Jean Laussac Fourcard与葡萄庄园大地主Ducasse家族的女儿Mlle Henriette结婚。白马庄就是Mlle Henriette嫁妆。从此白马庄在Fourcard家族中世代相传直至今天。白马庄是在1853年正式命名为白马庄的。据说以前酒庄的园地有一间别致的客栈，有一位国王亨利四世常在此地下马歇息，他以骑白马著称，其徽章即为"独角白马"于是客栈便取名为"白马"。后来改为酒庄后也顺称白马庄。还有一种说法是，此地属飞卓庄时并非未大面积种植葡萄，而是用作飞卓庄养马的地方，后出售并大面积种植葡萄成为酒庄后正式命名白马庄。无论如何，白马庄的出身与飞卓庄都有着同根的历史渊源。当时的白马庄并不很出名，Jean Laussac 接管后的确花了不少心血。他把该园全部种上葡萄树，精心管理，终于在1862年伦敦大赛和1878年在巴黎大赛中获金。现在你看到在白马庄酒Label上位于左右的园图就是当年所获的奖牌（当然以今天白马庄的知名度和实力，再能多产三、五倍的酒，一样能卖光，就没必要去参加什么葡萄酒大赛了）。然而白马庄的出名是自19世纪末1893、1899和1900几个非常引人注目的经典年份开始。

白马庄园在1927年以设立公司的形式，让股权集中，不至于本园被瓜分。1970年至1989年期间酒庄的董事长是家族的女婿Jacques Hebraud。Jacques的祖父曾是波尔多的大酒商，父亲曾是海军上将，他本人是农科教授和波尔多大学校长。他的家庭背景和崇高的学术及社会地位将白马庄的声势再推向高潮。1989年夏巴克退休后，园务由家族三位女士掌管。

白马庄园在圣埃米伦列级名庄中排位第一级，也是近年来世人常称的波尔多八大名庄之一。也可以讲因为有了白马庄而使圣埃米伦法定产区增色不少。它是美妙绝伦的紫红酒，质地华美，芳香强劲而不失优雅。它的独特品格来源于葡萄园（位于与波梅罗号交界处）的优质土壤和其特别的葡萄品种调和技术。白马成园后一直一路顺利，首先引入先进的地下排水系统，逐渐扩充园地，酒也颇受市场欢迎，常被世人称颂为本区二大名酒之一。

神秘的酒庄名，无与伦比的品丽珠，以及出品的简单而又惊人的葡萄酒，使白马庄园的酒成为许多人心中不可抗拒的诱惑。白马庄园的酒无论储藏的时间是否长久都很迷人。时间短的，会有一股甜甜的味道吸引人接受的韵味，酒力很弱，但经过十年后，白马酒又可以散发出很强、多层次、既柔又密的个性。1947年份的白马堡曾获得波尔多地区"本世纪最完美作品"的赞誉，在不少专业品酒家的心目之中，是近100年来波尔多最好的酒！在1996年的Saint Emilion 区的等级排名表之中，Cheval Blanc位列"超特级一级酒"。

产地：波尔多圣达美利安（SAINT-EMILION）

级别：一等特级庄园（A）

表面积：91.40英亩

葡萄品种：58%佛朗，42%梅洛

平均树龄：45年

种植密度：每公顷8000株葡萄树

平均产量：每公顷3500公升

年产量：100，000瓶

窖藏：储存在橡木桶18个月

灌瓶前经澄清过程，无过滤，成熟期为10至30年。

最佳年份为1947、1996年。

（七）Chateau Ausone（奥信庄园）

"奥信庄园"早在18世纪初就已成园，在19世纪中已跻身"圣达美利安"区最好的三、五家庄园。当时在从事木桶生意的卡狄纳（Catenat）家族手中，19世纪前期转让给亲戚鲁法基（Lafargue）家族，到1891年再由亲戚查朗（Challon）家族继承。

奥信庄园在最早的一代园主卡狄纳时，就已取名"奥信庄园"，当时约在1781年左右，"奥信"（D. M. Ausonius 310-394）是罗马帝国时代生于此地的一位罗马教授及诗人，也是罗马皇帝幼时的老师，故官运亨通，官位至当时总督及枢密院长老，后获封地于波尔多，是波尔多区域的总督并兼任当地最

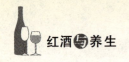

高书院的校长（相当于今天波尔多大学校长），但他却以爱酒出名，曾经在波尔多及德国拥有庄园。相传奥信庄现在的园地就是当年Ausonius的故居，现在无法证明奥信老先生就是在"奥信葡萄园"的现址种植葡萄及喝酒吟诗，但奥信庄园酒被称为"诗人之酒"。 奥信庄Chateau Ausone的命名是1781年才正式使用的。

在1996年的Saint Emilion酒庄排名之中，与白马庄同级的只有奥信庄一个。而奥信庄也是八大酒庄里最少人认识的酒庄。七十年代期间奥信庄的股权分别由Dubois-Challon夫人及Vauthier兄妹各占50%。1976年Dubois-Challon夫人大胆聘用了刚刚读酿酒学毕业，年仅二十岁并无工作经验的Pascal Decbeck为奥信庄的酿酒师。当时因此事Vauthier兄妹与Dubois-Challon夫人争吵不休，并从此相互产生重大的隔阂而再也不相往来。此种尴尬关系并没因Pascal在日后将奥信庄起死回生而有所改变。Pascal到任后不负夫人所托，励精图治，改革创新，终于保住了奥信庄与白马庄齐名圣达美隆第一的地位。1997年Vauthier兄妹收购了Dubois-Challon夫人的50%股份而成为目前奥信庄的全权拥有人。兄长Alain Vauthier亲自负责所有日常管理及酿酒事务。因新任酒庄主人在20世纪90年代中后期，对酒庄进行大幅革新，从严要求酒的品质。凡是不符合规格的葡萄都用来酿造副牌酒Second Labet，或都卖给其他酿造商酿造低级餐酒，因此，近年招牌酒Ausone的年产量都在2000箱以下，极低的产量既使得酒异常珍贵，也同时让奥信笼罩一层神秘的色彩，不为更多人所知。Ausone的特性就是耐藏，要陈放很长一段时间才能饮用，酒质浑厚，带有咖啡与木桶香味，非常大气。由于产量小，最近年份又屡有佳作，被认为最具投资价值。

（八）Petrus（柏翠庄）

波尔多是当今世界上公认的特级红酒区，那些售价不菲，被投资家追捧的名酒大多产自此地。在波尔多最著名的四个优质红酒产区分别是：

美度（Medoc），格拉夫（Graves），圣达美隆（St. Emilion）和宝物隆（Pomerol）。宝物隆虽然没有美度那样的光辉历史，又是四大产区中最小的区域，但却是波尔多目前最璀璨的明珠。区内酒庄的数目只有不到二百个，但这里的酒没有便宜货。主要原因当然是其区内的微型气候（Micro Climate）和土壤（Terroir）加上小规模庄园式的精工细制，能酿造出不少稀世之珍。而其中的第一把交椅无可争议地由柏翠夺得。

柏翠被公认为是梅乐（Merlot）红葡萄酒中最好的产品，也是波尔多红酒中最贵的。口感超级丰富集中。 由95%的Merlot和5%的CabernetFranc葡萄品种酿造，有浓烈的黑果、咖啡和其他一些异域的风味。柏翠庄园占地十二公顷。年产量约五千箱酒。因其选用的葡萄品种90%以上是梅乐（Merlot），是世界上最顶级的梅乐酒。

柏翠酒庄首先是品质取胜。而优秀的品质是来源于其对追求酿酒艺术的完美主义态度。柏翠葡萄园的种植密度相当低，一般每公顷只有五千至六千棵。每棵葡萄树的挂果也只限几串葡萄。以确保每粒葡萄汁液的浓度。使用的树龄都在40至90年之间，摘择时全部统一在干爽和阳光充足的下午，以确保阳光已将前夜留在葡萄上的露水晒干。如果阳光不够或风不够， 他们会用直升机在庄园上把葡萄吹干才摘。摘择时他们会用上两百人同时进行，一次性把葡萄摘完。在酿造的过程中，帕图斯也是与众不同。首先他们全部采用全新的橡木桶。在一至二年的木桶陈酿中，他们每三个月就换一次木桶，让酒充分吸收不同橡木的香气。这种不惜成本的做法至今为止还是无人能比。

气候较差的年份他们会进行深层精选酿酒的葡萄，因此会减产。为保金漆招牌，某些不佳的年份甚至停产。例如1991年就没有柏翠。如此严谨的态度，难怪被推举为红酒之王。柏翠的特点是酒色深浓，气味芳香充实，酒体平衡，细致又丰厚，有浓郁成熟黑加仑子、洋梨、烟草，薄荷等的丰富香气，隐藏其中则是黑莓、黑梅子、奶油、黑加仑子甘甜的香气，以及香草、巧克力、水果、牛奶、松露、多种橡木等香味。虽然单宁十分结实，但口感却如丝一般

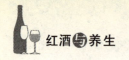

的香滑，回韵若即若离味觉十分宽广，尽显酒中王者个性。柏翠目前无论从品质还是价格都凌驾于其他波尔多酒王而成为名副其实的酒王之王。适合搭配：烤牛肉，烤羊腿，烤鹅或烤雏鸡。在欧洲，没有Ch.Petrus柏翠的餐厅就不是高档一流的餐厅。

世界级的名酒，一定要拥有伦敦和纽约的市场。而要成为世界一流的极品名酒，一定要得到白金汉宫和白宫的青睐。20世纪40年代初，伊丽莎白二世的订婚宴上柏翠已成为皇室贵族们的杯中物。至1947年伊丽莎白女皇的婚宴上，柏翠又一次成为女皇的至爱。

通常酒庄名字之前会冠上Chateau一词，而Chateau的意思是"古堡"——因为法国酒庄大多有一座美丽的大屋或古堡。在波尔多八大酒庄之中，只有柏翠庄没有冠以Chateau，而酒庄也没有漂亮大屋或古堡，只有小屋，Petrus红酒的产量也少得可怜，因此其售价也是八大酒庄之中最贵的。 Petrus红酒是用100%Meriot葡萄酿制而成，这种红酒通常适合早饮但不耐储藏，但因柏翠庄的地质特别优越，蕴藏大量矿物质，因此柏翠庄的酒兼具早饮及耐储藏的特色。虽然柏翠庄没有排名，但在酒客心目中，它是红酒王中王。

产地：法国波尔多宝物隆

级别：宝物隆产区并无评级

表面积：28.20英亩

葡萄品种：95%梅洛，5%佛朗

平均树龄：35年

种植密度：每公顷6500株葡萄树

平均产量：每公顷3600公升

年产量：25000至30000瓶

窖藏：20个月储存在全新橡木桶内，灌瓶前经澄清过程，没有过滤，成熟期为20～40年。

二、法国其他著名酒庄

德比翠庄园

法国历史最悠久的世袭酒庄。十三世纪中期，现任德比翠庄园主的祖先，在波尔多圣爱美隆产区附近，相中了一块风水宝地——卡斯特隆山坡，在此建立了德比翠庄园，开始葡萄的种植和葡萄酒的酿制。近八百年来，德比翠家族一直声望显赫，德比翠庄园代代相传，一脉相承，从未易主，成为法国历史上最悠久的世袭酒庄。德比翠庄园秉承世代相袭的家族理念，在不变的AOC葡萄产区，凭借着优秀的传统酿造工艺，先进的葡萄园管理技术，酿造出一系列具有贵族气息的葡萄酒，品质高贵，口味纯正，气度优雅，魅力不凡。德比翠庄园的产品受到广大葡萄酒爱好者的追捧，并多次荣获国际大奖。

其中，德比翠皇后干红葡萄酒精选最优质的葡萄，遵循传统波尔多酿造工艺，去梗、分拣、破皮、榨汁，放入新橡木桶中，完成酒精自然发酵。在此期间，酒液每天会被搅拌两次，浸皮期间则每天搅拌一次，然后再经过苹果酸发酵，整个过程都必须在有温度控制的条件下进行发酵，最后放入新橡木桶中存储醇酿至18～20个月，直至孕育出幽香典雅、丰醇迷醉的葡萄佳酿。

德比翠皇后干红葡萄酒倾入水晶杯后，晶莹润泽的紫红玉颜色，犹如天鹅绒般精美雅致，甜美芬芳的樱桃味，丰韵成熟的覆盆子味，香馨怡人，入口柔滑舒适。德比翠皇后酒酒体丰盈饱满，酒质平衡优雅，酒性亲顺富果味，新鲜有层次，单宁丰盈圆润，余味恒久，身心愉悦。饮用此酒若与卤肉、红烧肉、烧鸭、烤乳鸽、羊扒、牛扒等食物搭配，则更会感受到皇家贵族的享受。

该酒年产量仅为6000瓶，全世界100万人中只有一个人能享受得到。德比翠皇后干红葡萄酒（2005）荣获2008年度布鲁塞尔世界葡萄酒认证金奖；德比翠皇后干红葡萄酒（2006）荣获2009年度法国波尔多国际大奖金奖。

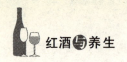

第九节　年份与品质

气候条件对葡萄酒生产具有重要的影响。天气的变化每年不同，产出来的葡萄酒自然也不同。确保葡萄酒的成熟度，保持葡萄的健康，不受病菌的感染，是好年份酒的基本要求。

红酒和白酒对天气的要求并不相同，秋季收成时的高温有利于红葡萄的成熟，但过度的高温，却常令白葡萄的酸度不足，酿成的葡萄酒软弱无力，失去特性。

此外，即使位于同一产区，天气变化对葡萄酒的影响也会不尽相同，不同的葡萄品种，不同的排水性和吸热性的土质，加上各种小区域气候的变化等，都让年份好坏的评定，无法完全类推适用于整个产区。

有许多产区依循年份的变化，酿造不同类型的葡萄酒，一些特殊的葡萄酒，只有在当年气候条件合适时才会生产。

从十七世纪末葡萄酒开始被装在玻璃瓶上销售后，葡萄酒的年份就开始具有商业上的价值，现在几乎所有品质佳的葡萄酒都标有年份，唯一例外的，只有无年份的香槟和经多年橡木桶培养的酒精强化葡萄酒（加度酒）。

第十节　影响葡萄酒品质的因素

（一）六大因素

一种葡萄酒品质的好坏是由以下六个方面的因素决定的：

（1）气候

（2）湿度

（3）土壤

（4）葡萄品种

（5）葡萄园的管理

（6）葡萄酒的酿造技术

葡萄酒是一种自然与人工相结合的综合产物，六大要素也正体现了这种结合，闻名世界的法国葡萄酒之所以是葡萄酒中的珍品，就在于它较完美地涵盖了上述的六大要素。只有这样，才能酿造出品质优良的好酒。

在这些条件中，种植方法、葡萄株的年龄及采收、酿造的方式均可用人为的方式来改变。只有年份、气候及土壤是人力所难以改变的；不管是红酒还是白酒，无论是哪一种葡萄品种，年份越好的葡萄酒，其寿命就越长，特性也就愈能强烈表现出来（除非运气不佳或人为的糟蹋）。但好年份不一定就能大量生产，相反的，年份较弱通常较早成熟易饮，而且价格也较合理（便宜）。其实，年份的主要功能在于说明这瓶葡萄酒的年龄有多大了，是年轻还是年老了。世界上绝大部分的葡萄酒均应趁早饮用。有很多以往生产需长时间陈化成熟的葡萄酒酒厂，现在也都改生产早熟型的葡萄酒，以应全世界的消耗需求。

年份的好坏，最大差别在于其日照数、降雨量及平均温度。其中影响最大的应属日照。葡萄的生长季节及成熟时期均需阳光的照射。有适当的阳光照射，才会使葡萄成熟到糖分与酸度达到最佳的均衡状态，而糖分与酸度的均衡与否，则是决定葡萄酒是普通、优秀或特优的主要因素。当然，有了足够的阳光照射，红酒所需的单宁质感也会愈佳。而白酒呢？则需要足够的酸度来支撑白酒的质感及其活泼性，因此，白酒可以不需要太多日照，所以白酒的好年份比红酒的好年份多。

话说回来，一瓶上好年份的耐久存的好酒，是需要耐心地长时间的等待，让其成熟到达巅峰，酒香味道才会发散出来。如果太早饮用，可以说是一种浪费。倒不如买些一般年份或较弱年份的酒来品尝。一般来说，好的厂商酿制出来的酒，品质应该不会差很多，而且也可以早一点享用。最重要的一点，一般年份较弱的酒，通常价钱都比较合适，如果是只想饮用而不是想要长期贮存的话，不妨先买此类酒品尝。

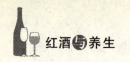

（二）葡萄酒的主要质量指标

葡萄酒的主要质量指标可分为感官指标和理化指标两大类。

感官指标主要指色泽、香气、滋味和典型性方面的要求；理化指标主要指酒精含量（酒精度）、酸度和糖分指标。

感官指标：葡萄酒应具有天然的色泽，即原料葡萄的色泽，如红葡萄酒是宝石红，白葡萄酒是浅黄色。葡萄酒本身应清亮透明无混浊。葡萄酒除应有葡萄的天然果香外，还应有浓厚的酯香，不应有外来的气味，更不能有异味。葡萄酒的滋味与香气密切相关，香气优良的葡萄酒其滋味醇厚柔润。葡萄酒的滋味有酸、甜、涩、浓、淡、厚味等。典型性也称为风格，各种葡萄酒有各自不同的风格，同时因各地区、各厂家的葡萄栽培和酿造工艺的不同，同一品种的酒其风格特点也可能各不相同。每种葡萄酒均应有自己的典型性，典型性越强越好。

理化指标：葡萄酒的酒精度一般为11%～16%，葡萄酒中含有挥发酸和不挥发酸，合称总酸。根据葡萄酒的酸度可以鉴定其滋味，但如挥发酸增加则说明酒已变质。葡萄酒的糖分因品种不同各异。

（三）好葡萄酒是怎样的

什么是好葡萄酒呢？我认为只要是由100%葡萄原汁酿造的葡萄酒都是好酒。因为葡萄经过酵母菌的自然发酵，原本是植物的葡萄汁中，增加了大量有利于人身体健康的微生物，这些微生物经过生长、繁殖，遍布于葡萄酒中。正是由于这些有利于人体健康的微生物，才会有喝葡萄酒所带来的身体方面的好处。而那些勾兑的葡萄酒，是由水和酒精结合而成。对人体到底有什么样的好处，我们目前还不是很清楚。

（四）如何选购葡萄酒

当我们准备欣赏和品味一种上好的葡萄酒的时候，除非是有朋友馈赠于你，否则不免要亲自选购，而选购葡萄酒的学问可谓大得很。或许你要说，我有钱，拣贵重的买就是了，那就大错特错了，要知道并不是价钱高的酒就一定好，适合你的方为好。

葡萄酒是一种对贮存和销售环节要求都很严格的特殊商品，如果像购买一般日用品和食品那样到超级市场或食品商店购买，多半是不会买到上好的葡萄酒的。条件允许的情况下，消费者应该尽量去酒厂或较大的经销商酒窖中直接购买，那样容易购买到质量和价格都比较好的葡萄酒。

购买葡萄酒时，不要忘记向经销商或厂家了解一些相关的问题，如：这种酒是用什么葡萄品种酿制？能够存储多长时间？什么样的温度饮用此酒最好？使用什么样子的酒杯？配哪种菜肴合适？等等。

（五）葡萄酒真伪的鉴别

在选购葡萄酒时，除了一定要到那些信誉良好的专业葡萄酒商家购买之外，还要掌握一些鉴别葡萄酒真伪的方法，以免上当受骗。

（1）观察酒瓶外观。查看酒瓶标签印刷是否清楚，是否仿冒翻印，酒瓶的封盖是否有异样，是否有被打开过的痕迹。

（2）查看酒瓶上的标识。酒瓶背面标签上的国际条形码是否正确，比如法国葡萄酒的国际条形码是以"3"字打头，反之，一定是假冒的；酒瓶背面标签上是否有中文标识：根据中国法律，所有进口食品都要加中文背标，如果没有中文背标，有可能是走私进口，则质量不能保证。

（3）查看酒液。酒的颜色如何，酒里是否有不明悬浮物，酒质变坏时颜色有混浊感。

（4）查看瓶塞标识。打开酒瓶，检视瓶塞上的文字是否与酒瓶标签上的文字一样，一般情况下，酒瓶与酒塞都是专用的。

（5）闻味。如果葡萄酒有异味，就说明已经变质了。

（6）品尝。小口地品饮一口酒，酒液经过喉头时，正常的葡萄酒是平顺的，反之会有刺激感。品饮过后，残留在口中的气味有异味，也说明酒有问题。

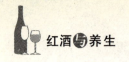

第十一节　葡萄酒鉴赏

葡萄酒是一种令人心旷情怡的饮品，怎样来品尝葡萄酒呢？简单地讲葡萄酒鉴赏分三步走：视觉、嗅觉、味觉。

一、鉴赏的第一步：视觉

通过对葡萄酒观色，从外观上对葡萄酒的品质作初步鉴定。观色要在白色背景下进行。首先在杯中倒入1/3杯的葡萄酒，评定它的颜色、清澈度，浓度以及光泽。

（一）颜色与透明度

一杯好的葡萄酒在观察杯与葡萄酒接触的液面时，看上去洁净、光亮、完整，即所谓的"清澈如水"；而不好的葡萄酒常常是混浊不清的。接下来观察酒体的颜色及透明度。好的葡萄酒多呈宝石红色为新酒，呈淡红紫色为3~5年的酒，呈红砖色为5~6年的酒，呈琥珀色为8~10年的酒。如果葡萄酒呈橘红色，则表明该葡萄酒已过期了。

（二）悬浮及沉淀物

再看看酒中有无悬浮、沉淀物。我们中国人，一般对酒的沉淀物很敏感，有沉淀物害怕是不卫生的东西。其实，多数的进口葡萄酒都是有沉淀物的。如果你喝到的葡萄酒，舌面可以感知到那种黏附物，那你一定喝上了一瓶真正的有品位的葡萄酒。这是因为，除了部分旧世界葡萄酒外，其他的葡萄酒都已经过滤得比较充分了，根本没有黏附物的残留。在外国的葡萄酒中，有黏附物的葡萄酒是佳酿。

（三）酒柱

最后，我们再观察一下酒柱的情况。观察酒柱也被称为观察挂杯现象。将酒杯倾斜约为45度，摇动酒杯，让葡萄酒均匀分布在酒杯内壁上，静观所谓的挂杯现象。挂杯能确认葡萄酒的甘醇度。甘醇度也就是含糖量度和酒精度。挂杯痕迹对葡萄酒来说是挺重要的。它虽然与葡萄酒好不好喝没有关系，但与酒体及年份则有着极大的关系。

一般来说，没有挂杯痕迹或者挂杯痕迹不明显的葡萄酒，往往是酒体不厚的酒，说到底就是勾兑成分很高，葡萄原汁含量不高。而有挂杯痕迹，并且这种挂杯痕迹停留时间长的葡萄酒，说明基本上是葡萄原汁生产的，在橡木桶中贮存的时间长，年份久的缘故。因此，一般有挂杯痕迹的酒往往其质量较好，价格较高，保存时间也较长，喝到嘴里的感觉也很醇厚绵甜。一句话，有挂杯痕迹的葡萄酒一定比没有挂杯痕迹的葡萄酒要好。

此外，挂杯与残留物有关系，也同新世界葡萄酒与旧世界葡萄酒有关系。比如，旧世界葡萄酒可能挂杯痕迹要比新世界葡萄酒明显，这是因为制作工艺与品质有关系。旧世界葡萄酒一般采用传统工艺压榨技术，葡萄的颗粒比较原味比较粗糙，而新世界葡萄酒采用现代工艺制作，葡萄的颗粒比较小，加上比较注重勾兑技术，所以挂杯痕迹与旧世界酒相比，则要淡痕许多。

这些大概算是葡萄酒的隐秘知识了。分享给大家，增添几份浪漫的感觉。

二、鉴赏第二步：嗅觉

在酒杯静止状态下，鼻接近酒杯，闻其香味，可感受到20％～35%的果香，记忆脑海中。然后轻轻摇动酒杯，使杯中酒层、呈圆周运动，酒与空气充分接触，果香更加飘散，此时再闻其香味，人可感受到60%以上的果香。两次的差异要清晰牢记。目前，葡萄酒中，已发现的香味超过了500种。这些香味可分为八大类：水果香味、鲜花香味、植物和矿物味、焙烤味、动物味、化学品味、辛烈香味、树木味等。

采用嗅觉鉴赏葡萄酒又可分为吸气法和呼气法。

（一）吸气法

也就是上述的方法。即让自己的鼻子接近酒杯，仍后深吸气，所获得的

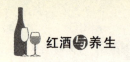

感觉。虽然采用吸气法人可感受到60%的果香，但由于我们生活的城市中，汽车的尾气等大量有害物质，使得许多人的嗅觉已变得迟钝。因此，吸气法所带来的嗅觉感受，远不及呼气法带来的多。

（二）呼气法

所谓呼气法，即当我们品上一小口葡萄酒许许咽下后，此时闭上嘴，轻轻地呼气。喉咙及咽部残留的葡萄酒会把葡萄酒的香气，顺畅地送达鼻腔，让人感受到更加强烈的果香。

三、鉴赏第三步：味觉

味觉是葡萄酒鉴赏的最后一步，也是最关键的一步。体会了色、香之后，该进入最佳状态了。喝入10毫升葡萄酒，不要太多，使酒在口中搅动，以鉴别其质量。一种葡萄酒在舌头各部位的感觉是不一样的。

（一）正常味觉

人的味觉感觉器官是舌头上的味蕾，正常成年人大约有一万多个味蕾，这些味蕾绝大多数分布在舌头上，尤其是舌尖部和舌的两侧，口腔的腭、咽等部位也有少量的味蕾。味蕾所感受的味觉可分为甜、酸、苦、咸四种。其他味觉，如涩、辣等都是由这四种融合而成的。在正常情况下，我们可以在舌尖部感觉到甜味和辣味；在舌的两侧后半部分感受到酸味；在舌头根部感受到苦味；在舌尖和舌头两侧的前半部分感受到咸味。随着年龄的增长，舌头上的味蕾会因烫伤等因素损伤，而出现萎缩，特别是舌前部的味蕾损伤得更为严重，所以年龄大的人往往感觉口中无味，吃什么东西都发苦，这是因为他舌前面感受甜味、酸味的味蕾都已受损，只有舌根部感受苦味的味蕾还正常的缘故。

（二）异常味觉

顺便说一下，患有高烧、感冒、口腔溃疡等疾病的人，常常感觉口淡无味。中医所说的脾胃虚寒之人，常常感觉口淡无味。嘴里发甜，是身体告诉你需要补充热量了；嘴里发酸，是身体告诉你此时的新陈代谢很旺盛；若感觉食物发酸，则是告诉你食物已变质；嘴里发咸，是身体告诉你需要补充一下矿物质类食物，以保持体液的平衡；若感觉所吃的东西发苦，则是身体告诉你要注意所食的东西是否对身体有害；若感觉所吃的东西有鲜味则是身体告诉你所吃的东西多半是蛋白质。

《黄帝内经》中说："肺气通于鼻，肺和则鼻能知臭香矣；心气通于舌，心和则舌能知五味矣。"因此，当我们在进食时，感到口中有异味，很有可能是脏腑出现了毛病，特别是在没有进食的情况下，口中仍有异味，常常是患有了一些疾病。在一般情况下，嘴里感觉发酸，常常是因为肝胆湿热，肝木克脾土所产生的肝胃不和，患者常见胃炎和胃十二指肠球部溃疡。西医学可解释为胃酸分泌过多所引起。嘴里感觉发甜，常常是因为脾胃运化功能减弱所引起，这些人自觉口中发甜，即使喝普通的白水，也会有甜的感觉，常见于老年久病或体弱的患者。有些糖尿病患者，因血糖升高，也会出现嘴里发甜的感觉。当然，这些糖尿病患者在中医看来，多属于脾胃虚弱。嘴里感觉发苦，多为肝气不得疏泄，胆汁上溢的缘故，常见于急性胆囊炎等病，常食燥热的食物，或经常抽烟的人，晨起也会有口苦的感觉。嘴里感觉发辣，多是因为肾阴不足，肝火偏旺，或者因为肺热。患有高血压、神经官能症、更年期综合征及长期低热者，有可能出现嘴里发辣的感觉。嘴里感觉发咸，好像含着盐粒一般，多是由于肾虚所致，此类患者常感到腰膝酸软，头晕耳鸣。慢性肾炎、神经官能症、口腔溃疡的人常会感到嘴里发咸。嘴里感觉口淡无味，多是由于脾虚，常见于消化系统疾病及内分泌失调。嘴里感觉发涩，常见于神经官能症或通宵失眠者，有些肿瘤患者到了晚期，也会出现嘴里发涩。嘴里感到有水果味，多是由于脾虚，常见于糖尿病酮症。

人对各种味觉的敏感程度是不一样的，分辨苦味的本领最高，其次为酸味，再次为咸味，而甜味则是最差的。

（三）葡萄酒带给人的味觉感受

人们常常形容说，上好的葡萄酒非常饱满，那是因为您能在这种葡萄酒

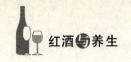

中，品味到非常复杂且不同的味道。当葡萄酒入口后，舌的感觉比较单一，并不复杂，这样的葡萄酒往往是勾兑的。

我们在品味葡萄酒时，要让舌头充分感受到葡萄酒给人的味觉享受，然后将葡萄酒下咽。此时要不张嘴，通过鼻轻轻呼气，这样，鼻腔内的嗅觉感受器会进一步感受葡萄酒带给人的美好果香味。

在一般情况下，新橡木筒配制的葡萄酒，单宁的味道会比较重。

四、红葡萄酒中最常见的十四种味道

（1）酸爽。突出、清新可人的酸味。

（2）土香。有些葡萄酒带土壤气味，这是好事。小心这不同于坏了的葡萄酒的霉腐味。

（3）易入口。形容很顺喉的葡萄酒，但没有复杂性、深度、余韵这些东西作鉴赏。对于廉价酒而言易入口也不是容易的。澳洲及南美洲国家在这方面颇成功。

（4）优雅。最上等的评语之一。指葡萄酒的整体感觉非常优雅。

（5）花香。形容气味丰富，值得一再长时间去闻。只有极少的葡萄品种可酿制出气味芬香可人的葡萄酒。品露娜就以气味比味道更好的评价著名。

（6）水果味。只要不是最低劣的葡萄酒，都含有一种或以上的水果味道，如柠檬、荔枝、梅子等，指水果味非常突出的意思。美国出产的酒通常较多水果味。而法国致力追求的是柔和细腻的风格。

（7）苦涩。适量的涩对于葡萄酒爱好者来说是心头之好。但过犹不及，苦涩味的来源是单宁，亦即葡萄果皮。产生过度苦涩多因未臻全熟便摘下的葡萄果实，此情况常发生于低价葡萄酒。

（8）酸。门外汉乍听之下会极度抗拒。但恰当程度的酸味提神怡人，亦减轻了葡萄酒的涩味。清淡型的葡萄酒酸味较高，最宜于炎炎夏日冷却后饮用。

（9）葡萄身型。决定身型的第一要素是酒的重量。果粒较细的葡萄，葡萄皮相对较多，因而，酿成的酒在口腔中显得较沉重。其次要素是酒精度，酒精成分高，对口腔的刺激力度亦较大。最后是味道的丰寡问题。味道丰富的，即身型较大，反之亦然。

（10）霉塞味。处理不当（如室内太潮湿），受污染的木塞（cork）会导致葡萄酒带霉腐味。贮存多年的葡萄酒常常多少有些毛病。

（11）中虚。有些葡萄酒入口时味道丰富，咀嚼之下，又发觉香味不知哪里去了；但吞下时又觉得还有些味道。这个特性就被称为中虚。严重的便叫中空。要留意的是，这不同于易入口的葡萄酒。易入口的葡萄酒中段也可维持刚入口早段的味道。

（12）蜜糖味。已成熟的好葡萄酒细细品尝下可能会察觉有一丝小巧诱惑的蜜糖甜味。

（13）橡木味。存酿葡萄酒的木桶多乃橡木所制。较新的橡木桶会带给葡萄酒橡木味。过度的橡木味常发生于存酿多年的葡萄酒。某些技巧高超的酿酒师会利用恰到好处的橡木味令葡萄酒的味道更复杂，多层次。但过度的橡木味则会喧宾夺主，抑压了葡萄酒的其他良好元素。

（14）均衡。葡萄酒的各项要素如酸、甜、酒精，有恰当的比例，不会因某方面缺乏或太突出，而破坏了和谐感。

第十二节 品鉴葡萄酒的常用词汇

品尝者只有一个训练有素的感觉器官还是不够的，他还必须具有相当数量严谨的品尝词汇来准确地表达他的感觉。通常精通品尝词汇的品尝者，在用词和感觉之间建立了一种大家共知的关系，这非常重要，相同的感觉必须用相同的词语表达，否则沟通不了。这些品尝词汇还必须足够的丰富，以便能表达各种复杂的感觉。

供品尝者使用的词汇约有一百多个，建立一个品尝词汇法典，大家都熟用它是必须的。这是专家辛勤工作的结果。

这里将最常用的一些词汇介绍一下。

（一）对丰满（richesse）酒的描述

就是品尝者称之为有容量（volume）、有主体（corps）的一类酒，品尝这类系列的酒，我们会有丰富的感觉，而且越来越强烈。在这类酒中，

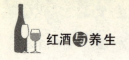

对酒体轻柔但非常平衡、匀称、协调、悦人的红葡萄酒，形容品质的词是：轻雅（léger）、细腻（minces）、可口（coulant）、柔和（tendres）、精美（délicats）、融化（fondus）、天鹅绒似（velouté）、丝一般（soyeux）。柔顺（souplesse）也用于高质量的红葡萄酒，这个词需要正确理解，一般人认为souple是菜汤，没有多少 实质内容。柔顺的酒是指不撞击口腔，单宁和酸度都不高而且协调，柔顺也不只是说酒失去硬度，而是指它的各种成分很和谐，柔顺的酒是有个性（personnalité）的，是优雅（élégant）、卓越（distinqué）、精美（finesse）的。

在这类酒中，如果成分更丰富且很协调，就可用圆润（rondeur）、丰满（pleins）、肥硕（charnus）、油质（onctueux）、熟透（murs）等词形容它。

另外，修饰一些有强烈成分的酒，可以用醇厚（corsés）、浑厚（étoffés）、构架（charpentés）、坚实（solides）、强力（puissants）等形容。我们用了这些很明确的词汇，使我们能够把酒的品质严谨地翻译出来。

（二）对酸度的描述

对一个酸度高一点但不扎嘴的酒，可以形容为：失衡的（déséquilibre）、瘦弱的（maigreur）、菲薄的（creux）、贫乏的（anémique）、平庸的（étroit）、瘦削的（décharné）、味短的（court）、生硬的（bref）等。

若口感更干涩，就用干瘦的（maigri）、粗鲁的（brut）、侵衅的（agressif）等。酸度给予的酸涩感情况不同，可能是挥发酸高，也可能是单宁量过大，品尝者要掌握这种情况。过量的酸度给予口腔的感觉是僵硬的（raide）、尖刻的（acerbe）、酸的（acide）、生青酸（verdelet）、青绿酸（vert）等。

乙酸属挥发酸，它不仅仅是提高了酸感，它的味道还辛辣（aigreur），很不愉快，挥发酸高的酒是干瘦的，刺鼻的，品尝末了缺陷更明显。

（三）对酚类化合物的描述

如果酒中的单宁相对于平衡而言有些过量，就会出现硬（dur）和收敛（ferme）的感觉。单宁的含量过高，酒的颜色就太浓重，酒就有粗糙感。特别是品尝末了感觉很明显。人们用锉齿的（rapu）、涩口的（réche）、粗糙的（rugueu）来形容。酒发苦，是多酚类化合物引起唾液收敛（astringence）的感觉。

（四）对甜味的描述

一个甜味成分占一定优势的红葡萄酒，可用圆润美味（moelleux）、甘油型的（glycériné）来描述，并不是说这个酒一定含有过高的还原糖，而是指它给出一种糖的甜感。

微失酸、单宁平衡的酒，会失去新鲜感（fraicheur）、立体感（relief），可以用沉重的（lourd）、糊状的（pateux）来描述，说明它表现不出任何精细的特点，这酒是平庸的。对酸的比例重、pH高、酸度低的酒，它会是咸的（salée）、碱性的（alcaline），洗涤液的（lessive）感觉。在一个利口酒中，过剩的糖给出的腻的（doucereux）、淡而无味的（douceatre）、蜜甜的（mielleux）发腻（pommadé）等感觉。

（五）对酒精度的描述

酒精度低的酒，感觉是轻、弱、淡、寡（légers、faibles、petits），如果它是很协调的，也可能感觉是愉快的，但酒度低很难找到一个好的平衡感，这种酒通常是贫乏的。若酸度略高些，能给出新鲜感，否则就平淡无味，并显出酒精味、水质味（aqueux）。

一个酒精度高的酒是醇烈的（vineux）。酒精可平衡酸，高一度就会给出热感、苛性刺激感。富含乙醇的烈酒（alcoolisé，généreux，capieeux，spiritueux）。

（六）对香味的描述

酒的香味比滋味更难以把握和描述，品尝者须尽力区别香味的种类和强度，香味的容量和浓淡的程度，认真检测连续出现的香气，唤醒对花香（fleur）、果香（fruit）、木香（bois）、油香（gra；sse）、

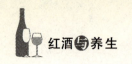

酸香（acides）、辛香（épicees）、醛香（aldéhyliques）、化学香（aromatiques）等的再认识。在陈酒中通常还会有酒香（bouquet）。在顶级酒里这些成分就更为复杂。

品尝者应该区分开香气里面的芳香（arome）和酒香（bouquet），芳香一般是年龄短的酒所表现，而酒香是通过陈酿而生成的香气，一般来说新酒是不会有酒香的，而陈年老酒也不会有果类芳香的。

芳香也有两种，一种是来源于葡萄果的香味，这是葡萄品种特性的表现，如麝香、比诺、索维农等，这些香叫一级香气。另一种是由发酵过程中产生的香气，这叫二级香气。酵母将葡萄汁中的糖转化为乙醇的同时，也会产生大量的香味物质。

酒香是由于酒长时间在木桶中贮藏和在瓶中老熟过程中逐渐形成的，长时间的陈酿会失去新鲜感，品尝者在鉴定酒的香味时可选择如下词汇：弱的（faible）、平淡的（neutre）、无味道的（fade）、贫乏的（pauvre）、芳香的（parfumé）、香的（aromatique）、酒香的（bouquet）等。

一个酒香味的首要质量是它精美的果香和花香，一些新的白葡萄酒确实能感觉到它的葡萄花香或茶花香，相反地有一些酒其香味是低级的（commune），粗俗的（grossiére），植物味（végétale），草味（herbace），树叶味（feuille）等。 一些富含单宁的酒，它有单宁特有的香味，并在老熟之后形成本香（bois），树皮香（écorce）。

一个有特点的酒是很容易依其个性特征判明的，相反平庸滞呆的酒很难判明其身份。我们说一个酒果香浓郁，不总是指葡萄果的香味，往往有苹果（pomme），桃子（péche），李子（prune），黑茶子（cassis），草莓（fraise），覆盆子（framboise），樱桃（cerise），香蕉（banane），木瓜（coing），柠檬（citron），榛子（noisette）等物质的香味。果香型的酒一定是年轻的酒。对香气的研究重要的是有一个灵敏的嗅觉分析，并且和我们在外部世界所感知的动、植物香气联系起来去表达酒中的香味。酒中的香气系列一般分为：花香（florale）、木香（boiseé）、植物香（getale）、香脂香（balsameque）、水果香（fruitée）、动物香（animale）、辛香（épicée）、焦香（empyreumatique），化学香（chimique）等九个系列。

果香之后是花香，如玫瑰花（rose），紫罗兰（violette），木犀草花（réséda），玉兰花（magnolia），蜂蜜香（miel）等。植物香如干草（foin），蕨草（foagére），蒿草（armoise）等。辛香的痕迹经常出现在高级酒的酒香中：丁子香（girofle），桂皮（cannelle），果核（noyau），鸢尾（iris），香子兰（vanille），樱桃木（kirch），苦杏仁（amande amére）等。焦香是一种灼烧物质的气味：焦糖味（caramel），烟熏味（fumé），烤面包味（pain grillé），咖啡味（café），烧巴豆杏（amandes grillé）等。木香：雪松木（bois decédre），树脂（résine），甘草（réglisse），茶（thé），枯干的树叶（feuille faneé），烟草（tabac）等。动物香：麝香（musc），琥珀香（ambre），野味肉香（venaison），皮革（fourrure），奶油巧克力（truffe en chocolat）等。

对丰富复杂的芳香族世界，我们寻找酒中的香味物质，确实需要足够的想象力。来源于酵母发酵和乳酸发酵的产物也是一种值得重视的香气。

（七）借用卫生词汇，对正常酒香味的描述

健康的（sain），纯净的（franc），干净的（net），味正的（droit de gout），合格的（loyal），清洁的（propre）；变质酒暴露出的香气：含糊的（douteux），变质的（altéré），病的（malade），辣的（pique），变酸的（acescent），醋味（acétique），有酸味的（sur），黄油发酵的（butyrique），酵母味（ferment），变质（tourne）等。被病毒感染的酒，后味会有乙酰胺气味，被称为"笑味（souris）"。加入防腐剂山梨酸就有老鹳草味（geranium）或天竺葵味（pélargonium）。

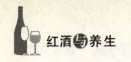
（八）形容酒被氧化的品尝词汇

按照氧化程度有：疲劳的（gatigue），走味的（éventé），挨打的（battu），扁平的（aplati），氧化味（oxydé），马德拉甜味（madérisé），陈旧的（rancio），灼烧的（brulé）。一个太老的红葡萄酒是光突的（dépouillé），衰退的（usé），衰老的（décrépit），老人的（vieillardé），枯萎的（passé）等。

（九）对CO_2作用的描述

在一个白葡萄酒中含有少许二氧化碳气时，会给味觉清凉感（fraicheur）。若含量过高酒就会有刺激感（piquant）。二氧化碳的味觉与温度有很大关系。新鲜的白葡萄酒和圆润的红葡萄酒若含有过浓的二氧化碳，口味是不愉快的（désagréable）。完全清除CO_2的酒往往也是无味道的（affadi），无立体感的（sans relief）。精心制作的汽酒是冒泡的（pétillants），表面有泡沫的（crémants），起泡的（effervesents）。

（十）对坏味的描述

新酒留在酵母泥中往往会产生硫醇味，臭鸡蛋味。许多不愉快的味也来源于腐烂的葡萄果，发霉的（moisi），碘味的（iodés），酚的（phénol），药的（pharmaceutiques），苦涩的（amertume）。

坏味最常见的是被不完善的贮酒容器和居住环境所污染而来的，坏木桶、烂木塞是坏木头味的来源，也是真菌味（champignon），哈喇味（rance），植物味（végétal）等坏味的主要来源。一些葡萄园的土地年复一年地被居民污染，轻微的树脂味（résine），石油味（petrole），胶皮味（caoutchouc），溶剂味（solvant），沥青味（goudron），纸味（papier），烟味（fumée），土味（terre），粉尘味（poussiére），水泥味（ciment），织物味（tissu）等也有时会发现在酒中，这是由于葡萄成熟过程中会吸收这些味并带到酒中来，或者是酿造过程中酒液与外界接触也会吸收这些味。

第十三节　如何看懂葡萄酒的标签

葡萄酒的标签就好像酒的身份证一样，上面标示了有关这瓶酒的重要信息也是在选购葡萄酒时的重要依据，但各国的酒标签内容却不尽相同，本篇介绍如何看懂葡萄酒的标签。

在酒瓶上通常可以看到的标签有两种，一种是原产国酒厂的酒标签（就是一般所说的正标），另一种则是进口商或者是原产国酒厂按进口商及政府的规定附上的中文酒标签（背标）。酒标签常见的内容有以下几项：①葡萄品种；②葡萄酒名称；③收成年份；④等级；⑤产区；⑥装瓶者；⑦酒厂名；⑧产酒国名；⑨净含量；⑩酒精浓度。

一、葡萄酒标签所含内容

（一）葡萄品种

并不是所有葡萄酒瓶上都会标示葡萄种类。澳、美等生产国规定一瓶酒中含某种葡萄75%以上，才能在瓶上标示该品种名称。传统的欧洲葡萄产区则各有不同的规定，如德、法，标签上如果出现某种葡萄品种名称时，表示该酒至少有85%是使用该种葡萄所酿制的。新世界的酒标上较常看到标示品种名称。

（二）葡萄酒名称

葡萄酒的名称通常是酒庄的名称，也有可能是庄园主特定的名称，甚至可能是产区名称。

（三）收成年份

酒瓶上标示的年份为葡萄的收成年份。欧洲传统各产区，特别是在北方的葡萄种植区由于天候不如澳、美等新世界产区稳定，所以品质随年份的不同

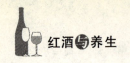

有很大的差异。在购买葡萄酒时，年份也是一项重要参考因素，由此可知该酒的酒龄。如未标示年份则表示该酒由不同年份的葡萄混成，除了少数（如汽酒、加度酒等）例外，都是品质不算好的葡萄酒。

（四）等级

葡萄酒生产国通常都有严格的品质管制，各国的酒等级划分方法不同，通常旧世界的产品，由酒标可看出它的等级高低。但新世界由于没有分级制度，所以没有标出。

（五）产区

就传统葡萄酒生产地来说，酒标上的产区名称是一项重要信息。知道是某产区的酒，就大略知道该酒的特色、口味。某些葡萄酒产地的名称几乎等于该瓶酒的名气。

（六）装瓶者

装瓶者不一定和酿酒者相同。酿酒厂自行装瓶的葡萄酒会标示"原酒庄装瓶"。一般来说会比酒商装瓶的酒来得珍贵。

（七）酒厂名

著名的酿酒厂常是品质的保证。以布艮地为例，同一座葡萄园可能为多位生产者或酒商所拥有，因此选购时若只看产区，有时很难分辨出好坏，此时酒厂的声誉就是一项重要参考指标。而新世界的产品一般生产者和装瓶者都是同一企业。

（八）产酒国名

该瓶葡萄酒的生产国。

（九）净含量

一般容量皆为750ml，也有专为酒量较小的人所设计的375ml、250ml和185ml容量的葡萄酒和为多人饮用和宴会设计的1500ml、3000ml和6000ml容量的产品。

（十）酒精浓度

通常以（°）或（%）标示酒精浓度。葡萄酒的酒精浓度通常在8%-15%之间，但是波特酒、雪莉酒等加度酒的浓度比较高（约18%-23%），而德国的白酒酒精含量一般较低（10%以下），且酒带有甜味。

二、法国酒标签小字典

Annee 年份

Appellation d'Origine 法定产区管制

Appellation controlee（AOC）法定产区等级葡萄酒

V.D.Q.S. 准法定产区酒（第二等级葡萄酒）

Vin de Pays 优良餐酒

Vin de Table 日常餐酒

Blanc de Noirs 红葡萄酿的香槟酒

Blanc de Blancs 白葡萄酿的香槟酒

Domaine 独立酒田，拥有葡萄园但没有酿酒厂，在布艮地产区多以此名称称之

Chateau 酒庄、或酒堡，波尔多产区多以此称之，也是庄园酒的代名词

Cave cooperative 合作酒厂

Commune 乡社，大产区的次产区中再细分的小产区（如波尔多上美度菩侬乐乡社）

Cru 产地、葡萄园

Vin de Cru 名贵产地的葡萄酒

Grand Cru 代表波尔多的列级名庄或布艮地的特级名园地

Cru Bourgeois 名星酒庄（或称中产酒庄）品质优秀，售价合理产品

Cremant 气酒，葡萄酒的一种，保留发酵时的二氧化碳就成了气酒

Nouveau 新酒，用当年采收的葡萄所酿成的葡萄酒，如宝祖利新酒

Mise en bouteilles au（Chateau）原酒庄装瓶酒对酒的品质非常有保障

Vendanges Tardives "晚收成"的酒，口味有甜、不甜，酒精浓度较高，

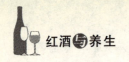

风味较浓郁

Selection de Grains Nobles 贵族酒（采收葡萄在成熟时受贵族霉侵蚀而变成干萎的葡萄粒所酿成的葡萄酒），风味浓郁且余味悠长，产于波尔多的Sauternes区，相当于德国最高等级Trockenbeerennauslese的酒

Societe 成立公司组织来管理Chateau（酒庄），酒标上就会标上Societe

第十四节　葡萄酒的储藏

好酒酿造出来了，但并非就此万事大吉，适宜的贮存环境和完善的贮存方法也是决定葡萄酒品质的一个极其关键的要素。妥善的贮存，能使好酒锦上添花，反之，则会破坏葡萄酒的品质，让珍贵的酒变得如同鸡肋。

葡萄酒像人一样会成熟和衰老，所以被形容为"活酒"。葡萄酒不像我们中国传统的粮食酒，并不是年代越久远越好，它有其一定的保存期限，在超长的保存之后，葡萄酒会像人年龄过大后老死一样地完结它精灵般的生命，所以如何贮存葡萄酒，使其保持生命的活力，就显得尤为重要了。

一个酒窖应具备的条件：有足够的空间、通风透气性要好、可以调节内部的干湿度、隔绝自然光明度、防噪音、可以满足相对的恒温条件。

一、葡萄酒存储要讲究

（一）温度

贮存温度超过20℃，葡萄酒会在十年内达到顶峰开始衰老。如果维持在18℃以下，葡萄酒会在十年后进入佳境。如果将一瓶葡萄酒放在30℃至35℃的室温下，不出三四个月，酒便会衰老，色泽明显变陈，味道混浊，酒精度增加，令酒味变得平淡无奇。即使是18℃至20℃，也要保持恒温，如果贮存温度变化不定，葡萄酒会很快衰老起来。

（二）湿度

湿度会影响软木塞的状态，它可以决定是否有空气渗入酒瓶进而破坏酒质。葡萄酒贮存时酒瓶一定要平放，这样可以使酒接触软木瓶塞，让瓶塞不至于干燥收缩，但软木瓶塞暴露在瓶口外的部分还是要受环境湿度影响。最佳的葡萄酒贮存湿度是70%至75%，湿度过低或者过高都会破坏葡萄酒的品质，室内一定要通风透气性能好。

（三）避光

因为紫外线会使酒早熟，光线会令酒产生变化，游动的光线为害尤甚。酒最好存放在黑暗的地方。

（四）摆放

以45度角倾斜摆放或水平放置，保持软木塞湿润，防止空气进入。

（五）稳定性

震动会破坏葡萄酒的均衡，使葡萄酒提前衰老，对葡萄酒的口味产生负面影响，这就是为什么在产地品尝的葡萄酒比经过运输过程的葡萄酒更美妙的原因。

（六）防异味

如果在有异味的地方贮存葡萄酒，其异味会渗过软木瓶塞侵入到酒里去，因此一定要避免室内有异味物与葡萄酒存放在一起，比如：机油、樟脑丸、香水、农药、榴莲等气味浓烈的物品，这样会影响酒体的味道。

二、没喝完的葡萄酒该如何保存

一瓶葡萄酒开瓶后，无法一次喝完，就存在一个保存的问题。掌握一些基本知识和技巧是非常必要的。从现实中我们观察到，冰箱里存放开瓶后的葡萄酒比室温下存放会延长其寿命，尤其是对于白葡萄酒和甜葡萄酒来说。但千万不要迷信冰箱，因为冰箱里其他食物的味道很可能会影响到葡萄酒，就是我们通常说的"串味"。尤其是从冰箱里拿出的酒在喝之前还要回暖到适饮的温度，这个过程本身就又让酒的品质和口味遭受了一次损失。

在没有电冰箱的法国拿破仑时期，人们保存开瓶葡萄酒的方法是这样的。他们首先准备两个375毫升的清洁空瓶，将750毫升的葡萄酒开瓶后，以"迅雷不及掩耳"之势分别注满两个空的半瓶，马上塞紧瓶塞。喝一瓶，存一瓶。这样全凭人力几乎把酒和空气接触的机会降到了最小。不要小看这一方法，有时候最原始的方法反而是比较有效的。

还有极少的人试过"冷冻法"，就是把葡萄酒冷冻起来保存，喝的时候再把酒化开。相传是北欧人发明的。当然不是要把葡萄酒冻成冰坨子。只要让酒冻到"雪花酪"的状态就足够了，尽管这样会引起酒石酸的沉淀，损失了葡萄酒的酸度，但是据说最长可以保持葡萄酒的品质达半年之久。

第二章　葡萄酒对人体有哪些作用

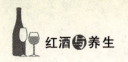

葡萄酒中含有极其丰富的单宁和各种维生素物质，这些元素有抑制细菌生长的作用。在葡萄酒中，特别是干红葡萄酒含有的酚类物质（phenol），如单宁、黄色素等抗氧化物，有抑制心脏病、防老年痴呆、防骨骼疏松、预防动脉粥样硬化、预防糖尿病、提高免疫能力及抗癌细胞功能。还能促进人体对食物中的钙、镁元素的吸收。因此葡萄酒是一种对人体非常有益的健康饮品。

在此我重点要说明的是白黎芦醇在葡萄酒中的含量是根据葡萄酒的酿制方法、葡萄品种、产地的不同，而存在很大的差异。

葡萄酒中的有益物质：白藜芦醇、单宁和花色素等，主要来自于葡萄皮。这些有益物质通过发酵等酿造环节由葡萄皮进入葡萄酒中。同时，葡萄酒在经过橡木桶陈酿时，还会吸收部分的单宁物质。另外，红葡萄酒的颜色来源于葡萄果皮的花色素，花色素是天然的植物色素，花色素除了显示一定的颜色外，还是一种强有力的抗氧化剂，能够保护人体免受自由基的损伤。研究表明，人体产生过多的活性氧自由基会有破坏作用，这是人类衰老和患病的根源之一。

葡萄酒会使HDL（高密度脂蛋白）胆固醇增加，这是保护心脏的"好胆固醇"。另一方面它会减少有害的LDL（低密度脂蛋白）胆固醇，这种胆固醇对心肌梗死的形成起助长作用。

在我们生活的环境中以及人体内到处都有氧基，它是破坏细胞的进攻性物质。吸烟会增加氧基的浓度。这种进攻性的微粒会氧化LDL，使之变得特别容易附着在血管壁上。周围的细胞会变成所谓的"泡沫细胞"，它是动脉硬化的基础。人们可以通过中和这些氧基来中止这一过程。这正是酒精和多酚（葡萄色素中的芳香化合物）所做的工作。

（一）白藜芦醇

葡萄酒中所含的白藜芦醇，具有抗菌作用。能降低高脂血症及冠心病的发病率，对心血管系统起保护作用。

抗癌、抗诱变作用。美国的一项研究表明，白藜芦醇能有效抑制与癌症各过程相关的细胞活动，在癌症发生的起始、增进和扩展的三个主要阶段，白藜芦醇都有防癌活性，并对癌症发生的三个阶段起到全部抑制作用。

抗衰老、抗疲劳作用。白藜芦醇能激活许多抗衰老基因，提高某些抗衰老酶的活性，从而延长机体寿命。

目前葡萄酒中的白藜芦醇含量的高低已成为衡量优质酒和劣质酒的标准。如勾兑酒和不是全汁的葡萄酒及劣质酒就测不出它的含量。

（二）单宁

葡萄酒中所含的单宁酸，是红葡萄酒的灵魂，具有抗氧化作用。

单宁是一种天然防腐剂，可以有效避免葡萄酒被氧化而变酸，使长期储存的葡萄酒能够保持最佳状态。单宁酸能有效地防治心血管病。

单宁的味道，就像我们吃葡萄时咬碎葡萄子后感受到的味道。一般而言，新橡木筒所装的葡萄酒，单宁的味道较重。

第一节 毋庸置疑，常喝葡萄酒可减少
心脑血管病的发生

人类心脑血管疾病的死亡率相当于战争、车祸、地震等其他自然灾害死亡率的总和。据中国卫生部的统计，除北京等少数城市癌症的死亡率居第一外，其他城市均以心脑血管疾病的死亡率为第一。显然，如果人类能够减少心脑血管的发病率和死亡率，人类将大大地延长寿命。那么，有什么办法能够降低人类心脑血管疾病的发病率呢？

世界卫生组织（WHO）针对心脑血管疾病，在21个西方国家进行的"MONICA项目"的流行病学调查。其结果表明，法国人的冠心病发病率和死亡

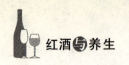

率在世界上是最低的，法国标准人群（35岁～64岁）中的冠心病发病率仅是英国的1/2、美国的1/4。法国中年男子每10万人中，每年有95人因为心脏病死亡，而美国却有256人之多。

从膳食结构上来看，法国人与其他西方国家的膳食结构基本相同，法国人爱吃奶酪、黄油、巧克力等"三高"食品。这些高热量高脂肪的食物，均是容易引起动脉硬化和心脏病的食物。从吃上来看，法国人与其他西方国家人别无二致，没有什么不同。所不同的是，法国人钟爱喝葡萄酒，他们平均每人每年要喝掉80瓶，每瓶含750毫升。（2008年的统计为78瓶，人均消费量仍为世界第一）。除了法国以外，像葡萄牙、意大利等葡萄酒消耗量大的国家，居民因患心脏病造成的死亡率都比葡萄酒消耗量小的国家低很多。由此可以看出，喝红葡萄酒是让法国人很少得心脏病的主要原因。这一点也得到了科学的证实。

一、美国科学家的研究结果

每天饮用葡萄酒患冠心病的风险大幅降低

美国加州凯瑟帕曼内特医学中心心脏科资深顾问、原哈佛医学院心脏科主任克拉茨基教授在跟踪分析8万多名患者的病历后，得出这样的结论：每天饮用酒精类饮料的男性和女性死于心血管疾病的可能性明显低于从不喝酒者。在摄入同样酒精量的情况下，每天饮用葡萄酒的人患冠心病的风险性明显降低，比喝啤酒的人低25%、比喝烈酒的人低35%。这对中老年人更加显著，死于该病的风险从40%下降到20%。

科学家的研究结果提示我们，若要减少自身心脑血管发病的可能性，最好的办法是像法国人那样，每天饮用适量的葡萄酒。

参见美国《科学人》杂志2003年第3期。

葡萄酒能够减少心脑血管疾病的作用机理

葡萄酒为什么能够减少心脑血管疾病的发病率呢？为了弄清那些健康物

质是如何作用于心血管的，加利福尼亚大学Davis分校Frankel博士进行了深入地研究。他从葡萄酒中分离出单宁、白藜芦醇等多酚化合物，发现这些化合物对人体低密度脂蛋白胆固醇有很强的抗氧化作用，而胆固醇的氧化是最初导致动脉硬化的主要原因。他的研究还证实，这种物质能抑制血小板的凝集，从而减少形成血栓的风险。正是由于红葡萄酒对心脏病有显著的预防效果，其功效甚至不亚于医生所开的药物。因此，红葡萄酒曾被美国《时代》杂志选定为有益健康的十大食品之一。美国政府还允许在国产的红葡萄酒标签上写"适量饮酒健康"的提示。在纽约，疾病控制中心的医生们建议每天饮用一定量的葡萄酒，以减少心脏病的发病率。

二、法国科学家的研究结果

法兰西奇迹证明：饮用红葡萄酒与人类的寿命有着直接的联系

法国人喝葡萄酒和中国人喝茶一样没有什么深奥的理由。有调查显示，法国人的葡萄酒饮用量高居世界之首。大量饮酒和高热量的食物没有让法国人患心脏疾病的几率上升，这种现象被称为"法国悖论"。

为此，法国流行病学家塞尔吉·雷诺德（Serge Renaud）在二十世纪九十年代进行了一项名叫"法兰西奇迹"的实验，实验室中的报告指出：用两组小白鼠进行实验，喂食红葡萄酒的小白鼠比食水的小白鼠血栓凝聚率低60%。这一结果表明，尽管法国人在日常饮食中摄入大量的油腻食物，但由于饮用红葡萄酒，使整个法国心脏病的患病几率却比其他的西方国家要低，这项研究也指出饮用红葡萄酒与人类的寿命有着直接的联系。

参见1989年，世界卫生组织（WHO）世界心血管疾病控制系统——"莫妮卡项目"的流行病学调查。

葡萄酒不仅能预防心脏病的发生，而且能有效缓解心脏病患者的病情

法国的其他科学家还对353名刚得过心脏病的男子进行了研究，他们的年龄在40~60岁之间，病情、服用的药及食品的类型差别无统计学意义，主要的

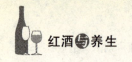

区别在于对葡萄酒的消费量。在研究之后的第二年，这些男子当中104人有心血管病症，如心区疼痛或脑血管病症。其中36人是不喝葡萄酒的，34人每天喝葡萄酒不到2杯，18人每天喝2杯，16人每天喝4～5杯。结果表明：得过一次心脏病的中年法国人每天喝两杯或更多的葡萄酒比那些不喝葡萄酒的人第二次得心脏病的可能性要减少50%。每天饮3～5杯葡萄酒的那些人比光喝啤酒或烈酒的人患心脏的风险要低三分之一到三分之二。喝几杯葡萄酒不仅能预防心脏病的发生，而且能有效缓解心脏病患者的病情。

三、英国科学家的研究结果

喝葡萄酒的人比喝啤酒和烈酒人患心脏病的几率要低30%

英国科学家们共用了十七年，进行了一项涉及6680名男性的心脏病研究，其研究目的，就是要探讨健康状况和饮酒习惯之间的关系。结果表明：喝葡萄酒的人比喝啤酒和烈酒的人患心脏病的几率要低30%；喝葡萄酒（而不是烈酒）能够把因摄入过量酒精而引起的死亡率降低20个百分点。红葡萄酒不再是一种单纯的饮品，而是上升为可以治病的药物。英国医生在为患者开的治疗方案中就包括饮葡萄酒。

参见中国食品科技网　葡萄酒与健康论述

红葡萄酒对动脉硬化的抑制效果最为理想

此外，英国伦敦医科大学罗杰·歌德教授就红葡萄酒是否能抑制动脉硬化做了一个实验。实验的对象是三头奶牛，歌德教授先对奶牛的血管内膜细胞进行培育，然后分别给它们注入红葡萄酒、白葡萄酒和葡萄汁。经过一段时间的观察后，歌德教授发现注入红葡萄酒对动脉硬化的抑制效果最为理想。

参见中国食品产业网　酒中人参红葡萄酒

葡萄酒抑制动脉硬化的作用机理

为什么红葡萄酒比其他酒更有益于抑制动脉硬化呢？

原来是红葡萄酒中的"多酚（polyphenols）"起了莫大的作用。多酚也叫前列环素，它能够抑制乙基-1（ET-1），这种物质能导致脂肪在血管壁上积聚，已证实与心血管疾病有关，因此对预防动脉硬化有积极的作用。饮用红葡萄酒后，人体血管就会收缩，而且血管壁也会加厚，同时引起动脉硬化的有害物质内皮素（endothelin，ET）也会得到抑制。在这一过程中，红葡萄酒能够有效地抑制动脉硬化的发生。

导致心血管病的罪魁祸首是血液中高含量的胆固醇和血脂。葡萄酒中高含量的多酚类物质——"白藜芦醇"可减低血液中的"坏"胆固醇和血脂的含量，从而减轻动脉粥样硬化和心脏病。另外，它还含有超强抗氧化剂，可清除身体中产生的自由基，保护细胞和器官免受氧化，令肌肤恢复光泽。

葡萄酒能保护心脏并起到延年益寿作用

英国伦敦玛丽皇后医学院的罗杰·科德尔等曾在《自然》杂志上发表文章称，他们发现葡萄酒之所以被认为能够保护心脏并起到延年益寿的作用，是因为葡萄酒中含有名为花青素多聚体的一种特殊多酚。科德尔和他的同事们发现居住在法国西南部、意大利撒丁岛等地区的人都较长寿，而产自上述地区的葡萄酒较之产自澳大利亚、欧洲、南美以及美国的葡萄酒含有高出2到4倍的花青素多聚体。科德尔表示，传统的酿酒工艺再加上在酿酒过程当中使用产自法国西南部、富含类黄酮的葡萄都是当地葡萄酒含有更多花青素多聚体的原因。

英国剑桥大学和英国医学研究理事会的研究人员调查显示：不吸烟、每天适度饮酒、定期锻炼、吃大量水果和蔬菜的人，平均寿命比那些没有这样做的人长14年。

大量的研究证实，每天饮用适量葡萄酒对人体健康有益，尤其对有着"生命杀手"之称的心脏病，预防效果最为明显。

参见新浪健康 科学家发现红酒中含特殊多酚可保护心脏

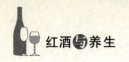

四、希腊科学家的研究结果

普通的和脱醇的葡萄酒都可减低冠状动脉疾病（CAD）患者的动脉硬度

希腊Alexandra大学医院的Emmanouil N.Karatzis医生说："我们发现，两种类型的葡萄酒（普通的和脱醇的）都可减低CAD患者的动脉硬度，这种作用可持续至在饮用后90分钟。"研究人员还说，这是十分重要的，因为CAD患者的血管僵硬，这是引起血压升高，进而增加心血管事件风险的主要原因。Karatzi医生说："两种类型葡萄酒降低动脉硬度的作用可能归因于葡萄酒的抗氧化剂作用，而不仅仅是酒精的作用。葡萄酒中所含有的抗氧化剂对血管功能可能有十分强力和重要的作用，如同我们和其他研究组的研究所显示的。"

Karatzis的研究组在9月的《美国高血压杂志》（Am J Hypertens 2005；18：1161-1167）上报告，他们进行了一项由15例CAD患者参加的双盲、交叉研究。他们监测了患者空腹、饮用250 mL普通或无酒精葡萄酒30、60和90分钟后的动脉硬度和波反射，以增加指标（augmentation index）表示，以及中心和外周血压。

研究人员报告，普通和无酒精葡萄酒都使增加指标显著降低，分别降低了10.5%和6.1%。还观察到动脉硬度和中心收缩压而不是外周收缩压显著降低。在饮用了普通葡萄酒和无酒精葡萄酒后，中心收缩压分别降低了7.4 mmHg和5.4mmHg 。

Karatzis医生及其同事强调，还需要更多的研究来阐明这些结果的机制。在饮用葡萄酒后可直接测量总抗氧化剂能力或异前列烷。他们还说，需要探索长期饮用有或无酒精的葡萄酒，是否可改善CAD患者的大动脉特性，以及降低心血管风险。

参见《美国高血压杂志》2005；18：1161—1167

五、丹麦科学家的研究结果

每天饮用3到5杯葡萄酒的人比从来不喝酒的人，患心脏病和中风的风

险要低60%

1995年科学家们在哥本哈根进行了一项调查。接受调查的人员年龄在30到79岁，其中男性6051名，女性7234名。调查结果表明：每天饮用3到5杯葡萄酒的人比从来不喝酒的人，患心脏病和中风的风险要低60%。在过去的20多年中，丹麦人的饮酒量增加了30%，而他们得心脏病的概率也下降了相同的百分点。

参见中国日报网　葡萄酒＆健康论述

六、澳大利亚科学家的研究结果

葡萄酒可预防心脏血管疾病，适量饮用对身体大有好处

澳大利亚墨尔本阿尔佛雷德医院的狄克逊和同事们一起研究发现：那些经常定量饮用葡萄酒的肥胖者所含的同型半胱氨酸的血蛋白比不饮用葡萄酒的肥胖者少得多。

血清内同型半胱氨酸的高水平是潜在心血管疾病的标记，它是这种疾病及中风的风险因素。同型半胱氨酸含量高就意味着心血管病发病率高，所以控制好同型半胱氨酸含量就能很好地减少心脏病的发病率。

狄克逊的研究发现，葡萄酒消费者的同型半胱氨酸比不饮葡萄酒的低17%，而比饮用啤酒和白酒的低13%。他们的研究结论为，葡萄酒可预防心脏血管疾病，适量饮用对身体大有好处。

参见39健康网　葡萄酒—健康的浪漫

七、韩国科学家的研究结果

红葡萄酒能抑制血小板凝集，防止血栓形成

韩国江源大学血管研究所的研究人员经过实验证实，红葡萄酒能使血中的高密度脂蛋白（HDL）升高，而HDL的作用是将胆固醇从肝外组织转运到肝脏进行代谢，所以能有效地降低血胆固醇，防治动脉粥样硬化。不仅如此，红葡萄酒中的多酚物质，还能抑制血小板的凝集，防止血栓形成。

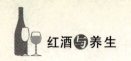

一位叫玉民镐的研究人员从2000年10月在法国留学时就开始对所谓的"法国悖论"产生了兴趣。为了搞清楚葡萄酒保护心脏的确切机理，玉民镐进行了大量的实验室试验。并将其研究成果发表在《美国心脏学会会刊》上。

早先就有研究人员猜测，葡萄酒中含有的多酚和维生素E、β胡萝卜素一样是抗氧化剂，能排除导致血管老化和器官癌变的超级氧化物，但这种推测一直没有找到科学依据。韩国阳地化学研究所研究员玉民镐发现，葡萄酒中的多酚能抑制血管中的内皮生长因子，从而防止血管中细胞增生，避免动脉硬化。而血管内皮生长因子是促使动脉硬化和器官癌变的"罪魁祸首"。

在体内动脉硬化和器官癌变初期，细胞团生成新的血管需要营养时，血管内皮生长因子起着强有力的特殊诱导作用。葡萄酒内的多酚可以抑制血管内皮生长因子，从而阻止生成新的血管。在阻止新的血管生成的过程中，还可防止丝裂素活化蛋白激p38被氧化，从而起到保护心脏的作用。

玉民镐的研究成果为开发防止动脉硬化和器官癌变的药物提供了线索。不过他也警告嗜好葡萄酒的人，尽管葡萄酒能保护心脏，但过量饮用会带来严重的副作用。另外葡萄酒产地不同，对心脏的保护效果也有所不同。

参见《美国心脏学会会刊》2003，6.

尽管世界各地展开的各项实验的结果略有出入，但其中很大一部分是相同的，那就是每天饮用适量的红葡萄酒对人的身体健康大有好处，特别是葡萄酒对心脑血管病的预防作用，更是让人们从美味中喝出了健康，喝出了长寿。

第二节　葡萄酒真的可起到防癌抗癌作用吗

许多国家的科学家就葡萄酒与癌症的关系，做了大量的研究。他们的研究无不揭示，葡萄酒不但是我们生活中的美味，同时葡萄酒还能起到防癌抗癌的作用。这对于指导我们健康地生活，以及防病治病，都起到了非常重要的作用。

一、美国科学家的研究结果

葡萄酒可预防乳腺癌

美国的一项试验结果显示：葡萄酒可预防乳腺癌。科学家以葡萄酒作为饮料，喂养已诱发得了癌症的老鼠，结果发现：葡萄酒对癌症有强烈的抑制作用。美国科学家发现，葡萄酒里含有一种可预防乳腺癌的化学物质。位于旧金山葡萄酒研究所的罗伊·威廉姆斯在华盛顿举行的记者招待会上说，他们在红葡萄酒和白葡萄酒中发现一种有预防乳腺癌作用的物质。这种物质能够抗雌激素，而雌激素与乳腺癌有关。

参见中国日报网 葡萄酒可预防乳腺癌

葡萄酒有防治前列腺癌的效果

美国阿拉巴马大学的研究人员发现，葡萄酒有防治前列腺癌的效果。给实验老鼠喂食葡萄酒中含有的抗氧化物白藜芦醇后，老鼠患致命前列腺癌的风险降低87％。这种抗癌效果在食用含掺有粉状白藜芦醇食物后7个月最佳。实验还发现，其他患上了症状较轻的前列腺癌的老鼠中，48%的肿瘤生长速度相比未服用白藜芦醇的老鼠有所停止或放缓。也就是说即使那些老鼠患上了前列腺癌，它们体内肿瘤的危险性也相对变小。这项研究的负责人阿拉巴马大学药物和毒物专家科勒尔·拉马蒂尼埃说，研究结果说明，摄入白藜芦醇不但对心脏有益，而且还有"强大的化学预防功效"。阿拉巴马大学的一项研究还发现，白藜芦醇不仅对男性有好处，也能显著减少女性患乳腺癌的风险。拉马蒂尼埃的研究小组正在设法确认，为取得预防癌症的效果，人们每天应摄入多少白藜芦醇。研究人员说，目前医生的建议是，男性平均每天喝两杯葡萄酒，女性则一杯足矣。

参见搜狐健康 研究发现每天喝红酒可以预防前列腺癌

不同地区所产的葡萄酒抗癌疗效相当

不同地区所产的葡萄酒抗癌疗效是否存在差异呢？汤玛斯·杰弗逊医科大学癌症研究所的一个小组做了一次对比实验，他们选择了欧、美、亚三大洲

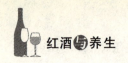

有代表性的三个品牌作样本，其中，欧洲的样本为在美国常见的来自法国的Domaine Caton干红（含糖量低于4.0克/升的红葡萄酒），亚洲的样本是在中国销量最大的张裕干红（含糖量低于4.0克/升的红葡萄酒）。实验表明，三种样本中白藜芦醇、单宁等多酚物质含量水平极为相近，它们的抗癌功效是相当的。

参见中国日报网 美国癌症研究协会确认红酒为抗癌食品

每天喝一到两杯葡萄酒患肺癌的风险降低60%

美国Kaiser Permanente医疗集团Chun Chao博士及其同事进行了一项关于葡萄酒对吸烟者患肺癌几率影响的研究，发现人们如果适量喝一些葡萄酒，即使吸烟，也可降低患肺癌的风险。该研究结果发表在"美国癌症研究协会"的杂志《癌症流行病学，生物标记与预防》2008年10月刊上。

为进行该项研究，Chao博士的研究小组收集了2000～2006年间84170名"加利福亚男性健康研究"参与者的资料，年龄在45岁至69岁之间，研究人员在这些参与者中查出210名肺癌患者。

研究结果显示，吸烟并且喝葡萄酒的人，每月每喝一杯葡萄酒患肺癌的风险平均降低2%，每天喝一到两杯患肺癌的风险降低了60%之多。

"这项研究很有意思，对葡萄酒是否具有防癌效果提出了有趣的问题。"美国癌症研究协会医疗副总监伦纳德·林岑菲尔德博士说，"重要的是应该对此做进一步研究，看一看是否总能看到这样的防癌效果。"

"葡萄酒中有一种抗氧化成分可有助于预防肺癌。"该项目首席研究员Chun Chao说，"该研究结果将会推动未来为弄清葡萄酒中是否含有有助于预防或治疗肺癌的某种物质进行研究。"

据2007年8月出版的《癌变》杂志报道，加利福尼亚大学Davis分校Frankel博士从葡萄酒中分离出单宁、白藜芦醇等多酚化合物，是天然的抗氧化剂，在临床的研究中具有明显的抗癌效果。

那么，是否意味着只要喝葡萄酒，吸烟就可以高枕无忧了呢？Chao博士提醒人们，虽然有了这项研究结果，但不要以为吸烟再喝葡萄酒便可预防肺癌。"即使每天喝一杯或两杯葡萄酒，吸烟人仍比不吸烟人患肺癌的风险要高。"

"吸烟的人还是应该戒烟。" Chao表示，该研究不应成为人们吸烟的借口，同时，喝葡萄酒也要以适量为上策。

美国芝加哥伊利诺斯大学药学院的John Pezzuto教授领导的研究小组在著名的美国《科学》杂志上，发表了题为《葡萄的天然产物白藜芦醇的抗癌活性》的论文，引起医学界的轰动。论文证明白藜芦醇能有效抑制与癌症各过程相关的细胞活动，也就是说，在癌症发生的起始、增进和扩展三个主要阶段，白藜芦醇都有防癌活性，并对癌症发生的三个阶段全部抑制。

上述的研究论文还指出，在桑葚、花生、葡萄等72种植物中，发现有白黎芦醇，其中尤以葡萄中含量高，特别是葡萄果皮和红葡萄酒中含量最多。据此，美国研究癌症的专家已经向人们提出防癌新建议：多吃葡萄；吃葡萄不吐葡萄皮。并且认为，通常的葡萄酒饮酒量一般已可达到白黎芦醇的有效量。

参见美国癌症研究协会主办的《癌症流行病学，生物标准与预防》2008；10.及《癌变》杂志2007.8.

二、西班牙科学家的研究结果

红葡萄酒能抑制前列腺癌细胞的扩散，而且还能够帮助破坏癌细胞

一组西班牙研究人员得出结论，红葡萄酒中所含的化合物不仅能够抑制前列腺癌细胞的扩散，而且还能够帮助破坏癌细胞。首席科学家来自于马德里格塔福大学医学中心的侬格纳西奥-罗梅罗博士（Dr. Ignacio Romero）说：基于实验室培养前列腺癌细胞的基础上，我们发现提取到的红葡萄酒中的化合物对人工培养的前列腺癌细胞有明显的抑制作用，更会刺激癌细胞自我破坏。

参见食品营养与健康红酒与健康

三、法国科学家的研究结果

每天喝葡萄酒其患癌死亡率降低

法国流行病学家和营养学家塞尔吉-雷诺德（Serge Renaud）发现，那些每天喝1到3杯葡萄酒的人其患癌症而导致的死亡率会下降20%到22%。

参见中国食品科技网 葡萄酒与健康论述

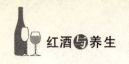

四、丹麦科学家的研究结果

喝葡萄酒比喝啤酒和烈酒更加对健康有好处

2000年，一位丹麦的流行病学家，莫顿-格隆贝克（Morten Gronbaek）也进行了一项和癌症有关的新实验。结果发现相比不喝酒的人，那些每天饮酒1到3杯的人得癌症的几率要低20%；而喝啤酒和烈酒的人和从不喝酒的人相比，他们得癌症的风险还要略微高一些。

在之后几年发表的一些文章中，格隆贝克和他的同事们肯定了喝葡萄酒比喝啤酒和烈酒更加对健康有好处。喝葡萄酒的人比喝啤酒和烈酒的人患喉癌和肺癌的几率明显要低，甚至骨折的可能性通常也要略低一些。

第三节　朋友，干一杯！你还咳嗽吗

呼吸系统疾病是一种常见病、多发病，主要病变在气管、支气管、肺部及胸腔，病变轻者多咳嗽、胸痛、呼吸受影响，重者呼吸困难、缺氧，甚至呼吸衰竭而致死。大家最熟悉的感冒，就是由多种病因引起的呼吸系统常见病。

经常喝一些葡萄酒对人的呼吸系统也是有一定好处的，尤其是白葡萄酒，对预防呼吸系统疾病有非常确切的疗效。

一、美国科学家的研究结果

葡萄酒能有效抵御流感病毒的扩散

美国南卡罗来纳大学（University of South Carolina）的研究人员将100只老鼠分为四组：A、B 两组老鼠喂普通水，C、D两组老鼠喂的水中含有槲皮素，葡萄酒中含有槲皮素。这些老鼠喝水三天后，研究人员将流感病毒注入老鼠体内。研究人员发现：补充槲皮素的C、D两组老鼠的流感症状较轻，这说明，葡萄酒中的槲皮素能够有效抵御流感病毒的扩散。

参见39健康网少量饮用红葡萄酒有益多项健康

饮用葡萄酒与肺部的健康及 功能有关

美国法布罗大学的研究人员对随机抽取的1555名生活在纽约西部的白人和黑人进行了研究。研究人员收集了这些人的全面资料，如近期和远期的酒类消费量以及包括膳食习惯在内的生活习惯，然后对他们的身体进行了测量。所有的受试者必须进行标准的肺功能测试，包括最大肺活量（FVC）和每秒钟肺活量（FEV1）。通过分析所有酒类消费因素与肺部功能之间的关系，研究结果显示，近期以及终生饮用葡萄酒与每秒钟肺活量和最大肺活量的关系最大。

研究人员认为，酒精可能会增加氧化强度，但是大量的证据表明，葡萄酒含有黄酮类和酚类等抗氧化物。研究还证实，膳食和血清中的抗氧化物质含量与肺部的健康和功能有关。

参见中国新闻网雾霾天气将持续多日　白葡萄酒有保护肺的作用

二、英国科学家的研究结果

饮用红葡萄酒可预防感冒

英国加的夫大学感冒中心的研究者认为，葡萄酒抵御感冒的能力来自于酒中的抗氧化物。专家们发现，饮用红葡萄酒能预防诸如感冒、心血管等多种疾病。

参见大众养生网　红葡萄酒可以预防多种疾病

三、西班牙科学家的研究结果

葡萄酒能预防感冒，而啤酒和烈性酒则没有这个效果

西班牙"公立圣地亚哥-德-孔波斯特拉大学"（University of Santiago de Compostela）的研究人员进行了一项为期1年的研究，他们对4272名执教于5所西班牙大学的教师进行了超过一年的随访，并保留有记录他们患感冒时所出现症状的日记。感冒症状包括流鼻涕，打喷嚏、鼻塞、头痛、寒战、咽喉痛、咳嗽和倦怠。该调查结果显示：葡萄酒能预防感冒，而啤酒和烈性酒则没有这个效果。研究还发现，与滴酒不沾的人相比，每天饮用两杯或两杯以上葡

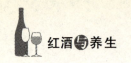

萄酒的人，患感冒的机率减少40%。

研究人员推测，葡萄皮里面含有一种名为类黄酮的抗氧化剂可能起到抗感冒的作用。因为过去曾经有研究认为，类黄酮有抗病毒的能力。

参见39健康网少量饮用红葡萄酒有益多项健康

四、治疗感冒小偏方

法国人治疗感冒的传统方法是，在加热后的红葡萄酒里放一些柠檬汁和砂糖，晾至稍温徐徐饮下。

德国人治疗感冒的传统方法是，将一小杯红葡萄酒加热，然后在酒里打一个鸡蛋，稍加搅动后停止加热，晾温后即可饮用。这是有名的"鸡蛋酒"。

第四节　只要适量，还可养胃

葡萄酒作为一种佐餐饮品，无论是色泽还是味道，对人都有很大的诱惑。特别是当了解了葡萄酒能减少心脏病的发病率后，人们更渴望饮用它。其实，饮用葡萄酒不但对人的心脏有好处，对消化系统也有一定的好处。

一、美国科学家的研究结果

葡萄酒可抑制胃内有害细菌的滋生

美国密苏里大学食物科学教授阿兹林·穆斯塔法说，他们的研究显示，葡萄酒对胃里面有用的细菌不会造成损伤，但是对有害的细菌却有抑制作用。

穆斯塔法教授说，葡萄树或者葡萄皮上面含有某些能够抵抗疾病的天然化学物质，对葡萄有着保护作用。她说，用葡萄酿成的葡萄酒可能也包含了这些化学物质，所以葡萄酒对人体也产生保护作用，能够抵抗那些会引起疾病的细菌。不过也有些研究人员怀疑饮用葡萄酒是否真的有好处。

穆斯塔法教授说，研究人员发现：即使在冲淡之后葡萄酒仍然能够杀死有害的细菌或者抑制细菌的繁殖。她说："关键在于饮用适度。女人每天可以喝一杯相当于4盎司、也就是120毫升的葡萄酒，男人可以喝两杯。"

参见中国新闻网　红葡萄酒能有效帮助人体抵抗细菌

二、英国科学家的研究结果

日常适量饮用葡萄酒有助预防胃溃疡

英国研究人员在最新一期《胃肠学杂志》上撰文指出，适度饮葡萄酒可能会降低一个人感染幽门螺杆菌的风险，而幽门螺杆菌被认为是胃溃疡的罪魁祸首。

但研究人员同时警告，已经患了胃溃疡的病人不应该饮酒，因为酒精可能刺激溃疡部位的神经，增加疼痛感；另外，对有些人来说，酒精可能会促进胃酸的产生。

幽门螺杆菌是人体内很常见的一种细菌，医学专家认为，胃溃疡的最大罪魁祸首恰恰是这种细菌。另外，儿童时期营养不良也是导致胃溃疡的一个因素。

第五节　不仅仅让人愉悦，还可防老年痴呆

一、美国科学家的研究结果

适量饮用葡萄酒可使人思维敏捷

美国哥伦比亚大学研究人员调查发现，适量饮用葡萄酒的受访者比从不饮酒者思维更加敏锐。哥伦比亚大学神经学教授克林顿·赖特说，这是因为葡萄皮中的天然活性成分白藜芦醇促进健康血液流向大脑。

葡萄酒可减缓阿尔茨海默病脑细胞的死亡

美国研究人员进行的一项动物实验显示，让患有类似阿尔茨海默病的实验鼠每天喝适量葡萄酒，可以减缓它们记忆受损和脑细胞死亡的进程。专家认为，这对于治疗人类阿尔茨海默病有一定借鉴作用。

纽约西奈山医学院研究人员在新一期《美国实验生物学联合会会志》月刊上报告说，他们在实验中通过基因工程方法让实验鼠患上类似人类阿尔茨海默氏症的疾病，其大脑中一种淀粉状蛋白出现异常堆积，脑细胞受损，记忆力

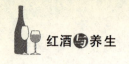

下降。

研究人员将这些患病实验鼠随机分成3组，并在接下来的7个月中分别在其中2组实验鼠的饮用水中加入葡萄酒和酒精，第三组实验鼠只喝清水。此后专家通过一系列迷宫测试观察各组病鼠的记忆力，结果发现，训练它们如何从迷宫中逃脱时，葡萄酒组实验鼠学得最快，而酒精组和清水组则表现平平。

这项研究的负责人帕西内蒂强调说，减缓上述疾病进程的关键因素是控制病鼠的葡萄酒饮用量。美国农业部规定的正常人"中等程度的葡萄酒饮用量"为女性每天喝一杯5盎司（1盎司约28．35克）的葡萄酒，男性根据这一标准每天饮两杯葡萄酒。在上述实验中病鼠的葡萄酒摄入量与美农业部的正常人"中等程度的葡萄酒饮用量"相当。

帕西内蒂说，他们的实验说明葡萄酒可能对大脑有益，另外此前的研究也发现，适量喝葡萄酒还有保护心脏的功效。因此他建议，老年人可考虑每天适量饮用葡萄酒，当然那些患有高血压、肝脏疾病等不适宜饮酒的老人仍应远离酒类。

人体内脑神经细胞数量是固定的，其数量约在25岁时达到最大值，以后便会逐渐地因老化、死亡而减少。所以，年龄越大就会越健忘，身体功能随着年龄的增加而老化。而当人老化到记忆力严重衰退时，表现为连自己吃饭没有、自家的电话号码都不知道，等等，就是所谓"痴呆症"。痴呆症大致可分为治愈型和非治愈型两大类，其中最可怕的是不能治愈的"阿兹海默病"，其症状是痴呆现象迅速加重，直到死都不能治愈。阿兹海默病又被称为"失智症"。美国前总统里根就患有此病。

参见《美国实验生物学联合会会志》

二、法国科学家的研究结果

饮用葡萄酒老年痴呆的发病率大大降低

法国的一个研究小组，对3727名65岁以上的老人的多年追踪调查结果表明，每天喝3～4杯干红葡萄酒的人，其阿兹海默病的发病率为滴酒不沾的人的1/4。所以，每天饮用适量的干红葡萄酒，可有效地防止阿兹海默病。

此外，还有一类则属于脑血管性痴呆症，如由动脉硬化导致脑卒中后出现的痴呆症。对于这类痴呆症，葡萄酒可通过防止动脉硬化而达到预防的目的。

参见大众养生网　葡萄酒的十大保健功效

三、英国科学家的研究结果

葡萄酒可预防老年痴呆症

英国伦敦大学国王学院研究人员发表研究成果称，红葡萄酒中的类黄酮或能预防阿尔茨海默氏症（老年痴呆症）。

参见养生之道网　红酒可有助预防肥胖延缓衰老

四、意大利科学家的研究结果

饮用葡萄酒可提高记忆力和学习能力

意大利科学家公布的试验结果表明：适量饮用葡萄酒，有助于提高大脑记忆力和学习能力。两位来自米兰大学的医生经过大量实验发现，适量饮用葡萄酒将促进大脑内产生一定量化学物质，这种物质能促进人体神经细胞的记忆功能。据测定：饮用葡萄酒后这种物质的生成量比未饮者要多，从而增强了人体大脑的记忆力和学习能力。另一位医生发现，肥胖患者在减肥期间适当饮用葡萄酒，将保持旺盛的精力，不会因为节食而萎靡不振，导致记忆力减退。

参见新闻论坛　女性喝葡萄酒的11大好处

第六节　糖尿病人能喝葡萄酒吗

我们知道，糖尿病并不可怕，可怕的是并发症。糖尿病患者是心脑血管病的高发人群，而心脑血管病的死亡率是极高的。有资料表明：患有糖尿病的人，通常比正常人要早10年左右的时间发生动脉硬化。而这也正是糖尿病患者高发心脑血管病的原因。从前面的相关资料中我们已经看到，饮用葡萄酒，

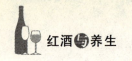

可防止动脉硬化的形成，从而减少心脑血管病的发病率。所以适量饮用干红葡萄酒，并且控制糖类的摄入量，能发挥预防和控制糖尿病病情发展的潜在效益。一瓶标准的干红葡萄酒，为750毫升，只含有4克的糖。如果糖尿病患者每餐饮用75毫升的话，只需每餐少吃几滴米，即可做到膳食平衡。这样，糖尿病人也能一解禁酒之苦，享受葡萄酒的美味和乐趣，提高生活质量，同时还能防病治病。

新的研究提示，一种在葡萄酒中普遍含有的化学物质resveratrol，能够降低血糖水平。但是也可能产生某种程度的不良影响。在美国临床内分泌学家联合会第17届年会和临床会议上，美国俄亥俄州克利夫兰市Case Western Reserve大学的儿科内分泌专家Kimberly Martin博士报告了这项研究。

Resveratrol是葡萄中含有的一种天然化合物，有心脏保护作用，抗炎症、抗病毒、降低血糖的作用。一些研究者已经报道过，在糖尿病大鼠实验中这种物质可以降低血糖。Martin博士说："迄今为止，所有研究都主要集中到GLUT4葡萄糖转运体上，这是一种在肌肉组织和脂肪组织中发现的物质。我们的研究中，希望检测这种物质如何影响GLUT1异构体，后者是在所有组织中都存在的物质。"研究者使用了大鼠肝脏细胞和人类红细胞，培养基中加入了resveratrol。研究发现resveratrol通过刺激某些组织中的葡萄糖转运体来改善糖尿病，包括骨骼肌。

在大鼠肝脏细胞试验中，加入这种物质可以明显抑制葡萄糖转运。这项研究表明在表达GLUT1异构体的细胞中，resveratrol通过结合和抑制GLUT1转运体来阻断葡萄糖转运。这可能是关键的，因为某些细胞和组织，包括大脑、角膜、胎盘和红细胞，都表达大量的这种转运体。在体内的这些组织中抑制GLUT1转运体可能会对它们的正常功能产生其他甚至是不良作用。

Martin博士说："这是一种在多个部位都能够产生的作用，在降低糖尿病血糖的同时，也会降低大脑和其他重要组织的血糖。"

参见美国临床内分泌学家联合会第十七届年会报告

第七节　经常喝葡萄酒，不易得肾结石

一些白葡萄酒中，含有大量的石酸钾、硫酸钾、氧化钾等。这些物质具有利尿作用，可防止水肿和维持体内酸碱平衡。

德国科学家在研究中发现，适量饮用葡萄酒可以防止肾结石。慕尼黑大学医学研究所的医学家们指出：多饮用饮料可以防止肾结石的传统说法并不科学，也不全面，最重要的是要看饮用何种饮料，通过对4.5万健康人和病人的临床观察，研究人员确认，经常饮用适量葡萄酒的人，不易得肾结石。研究人员发现，适量饮用不同饮料的人，得肾结石的风险也不一样，每天饮用四分之一升咖啡的人，得肾结石的风险要比无此习惯的人低10％；常饮红茶的人则要低14％；而常饮葡萄酒的人得肾结石的机率最少，得病的风险要比无此习惯的人低36％。

参见澳大利亚葡萄酒网　喝干红葡萄酒的十一大好处

第八节　既可以增强视力、听力，还能防龋齿

常见的五官科疾病主要包括耳科疾病（耳炎、耳鸣、耳聋、外耳炎、鼓膜穿孔）、鼻科疾病（过敏性鼻炎、小儿鼻炎、萎缩性鼻炎、单纯性鼻炎、急性鼻炎、肥厚性鼻炎、鼻出血、鼻窦炎、鼻息肉、鼻咽癌、鼻甲肥大、鼾症）、喉科疾病（咽喉炎、喉乳头状瘤、喉阻塞、咽白喉、先天性喉裂、先天性喉哮喘、咽炎、咽异物、腺样肥大、会咽炎、咽囊炎、扁桃体炎）、眼科疾病（眼睑病、泪器病、结膜病、角膜疾病、晶状体病、青光眼、玻璃体病、视网膜病、视神经与视路疾病、眼外伤及职业性眼病、屈光不正、斜视、弱视）及口腔科疾病。

五官科疾病已严重地影响到了人们的日常生活，而经常喝一些葡萄酒对于预防五官科疾病也是有一定好处的。

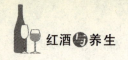

一、美国科学家的研究结果

红葡萄酒有防止黄斑（视网膜）变性的作用

美国哈佛大学研究发现：红葡萄酒有防止黄斑（视网膜）变性的作用。黄斑变性是由于有害氧分子游离，使肌体内黄斑受损，而葡萄酒，特别是红葡萄酒中含有能消除氧游离基的物质——白黎芦醇，能保护视网膜免受其害。试验证实：经常饮用少量红葡萄酒的人，患黄斑变性的可能性比不饮用者低20％。

参见新闻论坛　女性适量喝葡萄酒的11大好处

每天喝一杯葡萄酒，到了老年视力也很好

美国科学家坚持多年，进行了一项有趣的观察，结果发现：在参与实验的人群中，每天午餐时喝一小杯葡萄酒的美国人，即便到了暮年视力也很好。

为了进行这项研究，科学家早年就已经组织了一批年龄从45岁到74岁的患者参加试验。这些患者在参加实验之初，都有视力急剧下降甚至完全失明的危险。现在，经过多年的实验，奇迹出现了，这项实验给人们带来了这样一种结果，就是：这些参加实验的人，每天午餐时坚持喝一小杯葡萄酒，视力不仅没有下降，而且到了暮年，大多数人的视力还很好。

参见放心医苑网　常喝红酒视力良好

多喝葡萄酒可防老年听力衰退

美国医学专家在《新科学家》杂志发表文章指出葡萄酒含有名为白藜芦醇（resveratrol）的抗氧化剂，能中和内耳的氧自由基，多喝葡萄酒可防老年听觉衰退。

美国医学家沙赫特与其研究团队把一批病人分成两组，一批病人服食阿斯匹林后再服抗生素，另一组病人则服用安慰剂及抗生素。结果发现服用阿斯匹林的病人，内耳中的受损程度大幅减少75％。

沙赫特解释，内耳的纤毛长期受氧自由基影响，会造成听觉受损。葡萄酒内的抗氧化剂能中和这种自由基，避免年老时听觉衰退。

研究又指出饮用绿茶及服食阿斯匹林，跟饮葡萄酒拥有同样功效。沙赫特说："就算增加葡萄酒或绿茶饮用量，亦不会影响健康。"研究员又补充，适量喝酒可同时预防癌症及心脏病，实在益处多多。

参见美国《新科学家》杂志

二、加拿大科学家的研究结果

葡萄酒可预防牙周疾病及牙齿脱落

加拿大科学家指出，红葡萄酒中含有一种化合物可以有效地预防牙周疾病和牙齿脱落。美国牙科研究协会于佛罗里达州举行的年会上，加拿大魁北克省拉瓦尔大学的研究人员提出，他们从波尔多葡萄酒中提取了一种名叫"多酚"的化合物，并研究它对各种牙周疾病致病细菌的影响。研究结果发现，"多酚"对于牙周细菌的繁殖有着"显著的抑制"作用。因此，科学家们认为这种化合物可以有效阻止牙周疾病的发展。

"多酚"这种物质存在于葡萄籽和葡萄皮中，当葡萄经过加工制成葡萄酒后，发酵作用所产生的酒精会分解"多酚"。白葡萄酒之所以不含那么多的"多酚"，就是因为在生产过程中需要去除葡萄皮。虽然过多的酒精会增加患口腔癌症的危险，但是红葡萄酒已经显示出了很多健康优点，比如它可以降低患心脏病、癌症和阿尔茨海默病的危险，这同样也要归功于"多酚"的存在。此外，红葡萄酒还是纤维素的良好来源，可以预防肠癌。

不过，专家们也发现"多酚"会导致口腔中其他一些细胞出现中毒现象，因此要搞清如何在没有风险的情况下加强"多酚"的口腔保健作用，还需要更多地研究。

参见美国牙科研究协会年会会制

三、意大利科学家的研究结果

葡萄酒有助预防龋齿

意大利科学家研究表明，红、白葡萄酒能有效防治龋齿和牙龈的多种危

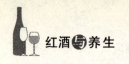

险病变。

研究发现：葡萄酒有助预防龋齿。意大利帕维亚大学药物化学系教授加布丽埃拉·加扎尼和同事研究葡萄酒是否对牙齿具有保护作用。研究人员先从市面上购买普通红葡萄酒，然后进行脱醇处理。

英国《每日邮报》援引研究人员的话报道，使用脱醇葡萄酒是为了研究发挥作用的是酒精还是其他物质。

口腔内对牙齿最具破坏作用的是变异链球菌。这种细菌依靠食物中的糖分生存。一旦变异链球菌粘上牙齿，就会对牙齿表面珐琅质进行去矿化，酸性物质即可乘虚而入，腐蚀牙齿。

在实验室中，研究人员发现，变异链球菌易与唾液混合，易粘上牙齿。而脱醇葡萄酒能够阻止这种细菌粘上唾液或者牙齿。

研究人员说，阻挡变异链球菌的"功臣"是一种名为"原花青素"的化合物。先前研究发现，原花青素具有抗氧化作用，存在于多种食物中，譬如葡萄、苹果、肉桂、可可、茶等。

葡萄皮和葡萄籽中都含有原花青素，但研究人员不清楚葡萄汁是否也有护齿作用。

"对于葡萄汁，我们还没有数据。"加扎尼说，"我们认为，"从红葡萄酒得出的研究结果不适用于葡萄汁，因为葡萄汁和葡萄酒的化学成分差别很大。"

她表示，正在研究是否能从葡萄酒中提炼原花青素，开发口腔护理产品。

参见《食品化学》期刊

四、日本科学家的研究结果

葡萄酒可预防因血流障碍引起的眼疾

日本旭川医科大学等机构的新研究发现，葡萄酒中所含的一种多酚类物质具备扩张眼部血管的功能，这或许可以用于预防某些因血流障碍引发的眼疾。

据日本《读卖新闻》日前报道，白藜芦醇是葡萄酒中含有的一种多酚，以往的研究证实这种物质可抑制癌症。旭川医科大学等机构的研究人员调配了一定量的白藜芦醇溶液，溶液的浓度相当于人饮用三四杯葡萄酒后血液中白藜芦醇的浓度。随后，他们把猪的视网膜血管浸泡到溶液中，五分钟后研究人员测量血管的直径，发现血管扩张到通常状态下的约1.6倍。

降胆固醇药物斯达汀同样可使血管扩张。与斯达汀仅作用于血管内皮相比较，白藜芦醇同时作用于血管内皮和血管外侧的平滑肌。

研究小组的长冈泰司说，如果白藜芦醇可对人类产生同样的效果，那么科学家有望开发出新药，以预防糖尿病视网膜病变等因血流障碍引发的眼疾。糖尿病视网膜病变在导致成人失明的病因中列首位。

参见日本《读卖新闻》

五、冰岛科学家的研究结果

饮用葡萄酒可降低白内障的发生危险

冰岛大学Jonasson等不久前在美国视觉与眼科学研究学会年会上公布了一项历时5年的研究结果：适度饮用葡萄酒有助于降低白内障发生危险。

该研究始于1996年，共对832名研究对象的酒精摄入状况和白内障发病危险进行了调查、随访和分析。结果显示，禁酒者（定义为饮酒量<1次/月或从不饮酒者）和酗酒者（定义为酒精摄入量≥24g/日的男性和≥12g/日的女性，无论其饮用哪种类型的酒精饮品）发生白内障的危险都增高，但适度饮用葡萄酒者（定义为葡萄酒摄入量为2杯/月至2～3杯/日者）发生白内障的危险则减半；除葡萄酒外，适度饮用威士忌或白兰地等酒精饮品也有助于预防白内障，但其保护效应不如葡萄酒强，而饮用啤酒则可增加白内障发病危险。分析结果还显示，吸烟、不佩戴墨镜和应用皮质类固醇激素的使用都是白内障的强危险因素。

参见美国视觉与眼科学研究学会年会会刊

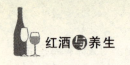

六、俄罗斯科学家的研究结果

葡萄酒可使导致口腔疾病的细菌荡然无存

据俄罗斯《莫斯科共青团员报》报道，科学家们将100瓶葡萄酒倒入一些盛放有近80种微生物的杯子里，经过一段时间对杯中微生物进行分析，发现这些寄生于人类口腔、能导致龋齿等口腔疾病的细菌竟荡然无存。

科学家们认为，葡萄酒含有抗菌成分，能杀死链球菌和葡萄球菌等威胁人类口腔健康的细菌，对护牙有奇效。

从各国科学家的研究结果可以看出，经常饮用一些红葡萄酒，能够预防许多五官科疾病，患有五官科疾病的人饮用适量的葡萄酒也大有好处。

参见俄罗斯《莫斯科共青团员报》

第九节　常饮红葡萄酒真的能够长寿吗

有资料表明，生活在盛产葡萄酒的法国波尔多区域的人们，由于经常饮用葡萄酒，所以平均寿命较其他地区的人要长一些。在葡萄园从事种植工作的农民，他们的平均寿命达90岁以上。难道经常饮用红葡萄酒真的能够长寿吗？科学家们的医学研究结果说明了这一切。

人体就像金属一样，在自然界中会被逐渐"氧化"。金属的氧化是由氧参与完成的。人体的氧化则是由氧自由基参与完成的。所谓的氧自由基是一种细胞核外含不成对电子的活性基因。这种不成对的电子很易引起化学反应，损害DNA（脱氧核糖核酸）、蛋白质和脂质等重要生物分子，进而影响细胞膜转运过程，使各组织、器官的功能受损，促进机体老化。而红葡萄酒中含有较多的抗氧化剂，如酚化物、鞣酸、黄酮类物质、维生素C、维生素E、微量元素硒、锌、锰等，能消除或对抗氧自由基，所以葡萄酒具有抗衰老的作用。

葡萄酒是由连皮带籽的葡萄发酵酿制而成，可以最大限度地保留葡萄的营养价值，其中含有大量有益于人体的保健因子，可以使血中低密度脂蛋白降低，高密度脂蛋白升高，对心血管疾病大有好处。此外，酒内含有丰富的褪黑激素，这种激素通过清除体内自由基、抗氧化和抑制脂质过氧化反应，从而保护细胞结构、防止DNA损伤、降低体内过氧化物的含量。同时，褪黑激素还有能延缓神经细胞衰退的作用。

一、美国科学家的研究结果

葡萄酒可起到抗衰老及软化血管的作用

美国科学家研究显示，红葡萄酒有一种叫多酚的化合物，这种化合物具有活性氧消除功能。经测试，红葡萄酒在人体内血液中的抗氧化能力，从喝下红葡萄酒抗氧化活性就开始上升，90分钟后达到最大，抗氧化活性平均上升15%。它能扩张血管，使血管壁保持弹性，防止动脉硬化并维持血管的渗透性，防止机体氧化。从而起到抗衰老、软化血管的作用。

二、西班牙科学家的研究结果

经常食用下列食物可以延缓衰老

西班牙格拉纳达大学生物技术学院研究人员最近进行的一项研究显示，玉米、樱桃、燕麦与葡萄酒中都含有丰富的褪黑激素，经常食用可以延缓衰老。

参见人民网　吃樱桃、喝红酒最抗衰老

第十节　常喝葡萄酒可防止疱疹扩散

美国科学家的研究结果

美国的一项研究显示，葡萄酒中的一些成分能防止疱疹扩散。研究人员将葡萄酒中的有效成分涂在感染疱疹的皮肤上，发现这些成分能阻止病毒蔓延。研究人员指出，如能及早在未出现伤口的地方涂上那些化合物，则可以对付疱疹Ⅰ型（如唇疮），而避孕套上涂上这种物质同样能阻止疱疹Ⅱ型（性病）的传染。

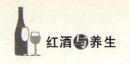

第十一节　葡萄酒真的能减肥吗

第一种观点

近年来，有关葡萄酒减肥的消息在网上流传。也有人持不同的观点。

认为葡萄酒能减肥的人把葡萄酒作为减肥妙方，说每天饮用适量葡萄酒，"三星期狂瘦7公斤"。他们提出的具体做法是：

睡觉前喝一小杯葡萄酒，是小茶杯的量。再配上一片至两片的奶酪！

全脂高钙起司配葡萄酒，可以提高代谢率，有利于燃烧脂肪。只要3餐正常吃，在睡前30分钟内，吃1～2片起司或50g乳酪，再喝1杯50～100毫升的葡萄酒，3周可瘦7公斤。起司含蛋白质和脂质；葡萄酒含酒精，都具有产热作用，且可让血糖上升。热量很低，才129卡，又加上饮食的控制，就更容易减重。

由于起司成分与母乳比例接近，外加不含乳糖而且钙质易被人体吸收，且蛋白质经过发酵而产生的短链氨基酸，可提升代谢率。葡萄酒含酒精，可帮助睡眠。而睡眠时代谢慢、体温低，吃起司和喝葡萄酒，可产热，并加速新陈代谢，边睡边能消耗体内脂肪，以达到瘦身效用。前一餐不能吃淀粉类的食物，要不然会起到反效果。葡萄酒要选橡木桶发酵成的。

全脂高钙起司可减肥，到超市选择5种起司，并由医师评鉴。1包起司以100g为单位，糖分在5g以下、脂质在25g以上，就是可以用来减肥的起司。有利于燃烧腰腹和臀部脂肪。

还有一些有关葡萄酒减肥的介绍，都是大同小异。

第二种观点

持不同观点的人认为，过量饮用葡萄酒，会饮进过量的热量。热量的过量将使人增肥，而不是减肥。

笔者在生活中观察，经常饮用葡萄酒的人群，以体形正常者居多。纯正的葡萄酒中，所含的热量比较低，每瓶750毫升中，仅含有4克糖。因此，适量饮用并不会引起人们发胖。有些人喝葡萄酒增加了体重，最可能的原因大概是喝的不是纯正的葡萄酒，而是勾兑的酒。勾兑的酒中常常添加了许多糖分，这样的酒所含热量较高，饮用多了自然要导致发胖。

笔者认为，减肥的关键在于减少摄入量，增加运动量。当人的消耗大于人的摄入时，人自然就会逐渐地瘦起来。

再有，再好的东西，也不能过量。馒头本是无毒的，可如果一次吃下10斤，也可能会导致人死亡。如果为了减肥狂饮葡萄酒，也只能是适得其反。如果饮用适量的葡萄酒，无论是养生保健，还是减肥，都会有一定的益处。

第十二节　葡萄酒能让你挺直脊梁

美国科学家的研究结果

葡萄酒可增加骨密度，防止骨质疏松

马萨诸塞州波士顿的Tufts大学USDA人类营养学研究中心的营养学和流行病学教授Katherine Tucker博士在美国骨科研究学会（ASBMR）第26届年会上发表了一篇研究报告。题目是"适量饮用啤酒的男性能增加骨密度，而适量饮用葡萄酒的女性也能获得相似的结果"。

Tucker博士说，经过对1631位女性和1295位男性的研究表明"啤酒和葡萄酒确实有营养学价值。"她从理论上分析，啤酒因为含有硅对骨可能有益，硅已经证明能促进骨健康；葡萄酒富含植物化学物质，也对骨有益。

Tucker说，在该研究中，每日饮用一至两罐啤酒的男性髋部转子BMD（骨密度）增加了7%，每日饮用一至两杯葡萄酒的女性髋部BMD增加了5%。

被问及是否饮用啤酒、葡萄酒时发现，性别之间有本质的不同。Tucker说："这需要更多样本的调查。在调查人群中，我们没有足够饮用葡萄酒的男性或者饮用啤酒的女性去确定是否男性和女性对每一种饮用都有益。"但她

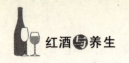

说，两杯葡萄酒可能对男性是有益的，而每日饮用一至两罐啤酒可能对女性有益。

她说，重要的是要适度，因为两罐啤酒或两杯6盎司的葡萄酒对骨有益，饮用更多将有害。事实上，对这两种饮料每日饮用更多将导致骨质疏松症的发生。

在该研究中，研究者向被调查人员询问了每日饮用啤酒、葡萄酒和其他酒精饮料的情况。此外，应用Lunar DPX-L测量了脊椎和髋部的BMD。经过对其他影响骨健康的因素进行校正，包括年龄、体重指数、身体活动情况、吸烟、钙和维生素D的补充、绝经期状况和雌激素的使用等。"BMD与葡萄酒或啤酒的饮用有线性相关性。"

Tucker博士指出，适量的饮酒（特别是葡萄酒）已经表明对心脏健康有益。她说："我想我们现在的发现是不食用某食物对心脏有益，而食用某种食物对骨健康有益。好的营养应对心脏有益并且也有益于骨健康。"

参见美国骨科研究学会第26届年会会制

第十三节　美味又美容

爱美之心，人皆有之。现如今，许多女性都把葡萄酒作为美容润肤的佳品，且掀起了葡萄酒美容的时尚热潮。葡萄酒为什么能够起到美容的作用呢？

我们在前面已经讲过，红葡萄酒在其发酵过程中会产生多酚。多酚是一种抗氧自由基，它在人体内能够防止脂肪的氧化，还能直接保护肌肤，促进肌肤的新陈代谢，防止皱纹的形成、皮肤松弛、脂肪积累等，也能间接地抑制黑斑的形成。抗氧自由基还能解除动脉硬化的危机，使血管的衰老得以延缓，这样，人体各部位的氧气和营养便能得到充分的供应，展现在外表上的便是肌肤红润、紧致、富有弹性，全身充满活力，神采奕奕。

女性美容最大的敌人莫过于斑点、皱纹、肌肤松弛、肥胖等，然而这些都与新陈代谢延缓有关，这个现象与活性氧脱不了干系。红葡萄酒中的多酚具有超强的抗氧化功能，它能保护人体细胞和器官免受氧化，葡萄酒中含有的"多酚"更胜于由葡萄中直接提炼的抗衰老成分，而葡萄酒中低浓度的果酸还有抗皱洁肤的作用，坚持使用，肌肤可以紧实明亮，并缩小毛孔，从而起到令肌肤美白、光泽的作用。

法国一家皮肤医疗中心经常用红葡萄酒的萃取物给患有皮肤病的病人洗浴，这些萃取物呈红色粉末状，去掉了乙醇成分，其主要成分就是有益于皮肤并能抗衰老的多酚。

在法国最大的葡萄酒产地波尔多鲁萨克的圣爱美伦村，你经常会看到这里的老人像年轻人一样骑着自行车自如地穿梭在市场，你经常会看到九十多岁的老人在葡萄园里愉快地劳作着，他们个个精力充沛、红光满面。而这一切，都要归功于他们每餐必饮的红葡萄酒。

过去的法国宫廷贵妇，如今的法国影视明星，街上的法国妙龄女郎，无不以葡萄酒来保养自己的皮肤。她们将陈年红葡萄酒外用，使得自己的皮肤更加有光泽、细腻，富有弹性。葡萄酒养气活血、养颜美容，在她们的身上得到了验证。

第三章　葡萄酒与中国传统医学

第一节　中国传统医学对葡萄酒的认识

中国传统医学对葡萄酒的认识，可谓历史悠久。早在中国第一部本草著作《神农本草经》中，就已将葡萄列为上品，并对葡萄酒作了论述。

在中国的夏商之际，酿酒业得到了发展，人们发现酒有"行血脉，彰药力"的作用，于是酒成了食和药的统一体，并有"酒为百药之长"之说，

古代中国人认为："药食同源，源同功异。"正是由于这种寓疗于食的思想，才有了中国人重视葡萄及葡萄酒对人体作用的文字记载。

我们日常所吃的食物，谷类多为甘、平、无毒。其他的水果、疏菜、调味品，虽然无毒，常常有偏性。中医学认为，疾病的发生，主要是由于身体阴阳失去了平衡。治疗就是用带偏性的药物，把已失去的平衡纠正过来。特别是我们现代人常说的亚健康状态，是身体阴阳失衡的初始阶段。此时如果能利用食物的偏性，缺什么，补什么，火大了，降降火，把不平衡的阴阳调整到平衡的状态，人就不会生病。这正是应用食疗所要达到的目的。而葡萄及葡萄酒，由于它具有调节人体气血，使人体气血流畅的作用和功效，因此，受到了古代中国人的喜爱。

一、古代先贤对酒及葡萄、葡萄酒的认识

中国古代医学家很早就认识到酒有滋补、强身的作用。《诗经》中便有"为此春酒，以介眉寿"的诗句，意思是说用酒来帮助长寿。

《神农本草经》记载：葡萄"主治筋骨湿痹，益气倍力强志，令人肥健，耐饥忍风寒，久食轻身不老延年，可作酒。"讲述了葡萄的功效及可制成

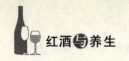

葡萄酒。

多吃葡萄可补气、养血、强心。还可以"逐水，利小便"。（《名医别录》）

《汉书·食贸志》中说："酒者，天之美禄，帝王所以颐养天下，享祀祈福，扶衰养疾。"这里，把酒说成是上天赐予的美食，并把酒与帝王的享乐、养生联系到了一起。

《梁四公记》云："高昌献葡萄干冻酒。杰公云：葡萄皮薄者味美，皮厚者味苦。八风谷冻成之酒，终年不坏。"对葡萄酒的品质作了具体的描述。

唐朝孟诜在其所著《补养方》中说："葡萄，甘、酸、温，多食令人卒烦眼暗。"《本经逢原》中说："食多令人泄泻。"《医林纂要》中说："多食生内热。"不但指出了葡萄的性味，而且指出了过食葡萄可能发生的副作用。

《本草图经》说："时气痘疮不出，食之，或研酒饮，甚效。"指出了葡萄及葡萄酒具有的治疗作用。元朝忽思慧在《饮膳正要》中对葡萄和葡萄酒的功效也作了介绍，书中说葡萄酒"运气行滞，使百脉流畅"。此外，有关葡萄及葡萄酒的功效，还有如下记载。《滇南本草》："大补气血，舒筋活络，泡酒服之。治阴阳脱症，又治盗汗虚证。汁，治咳嗽。"《滇南本草图说》："治痘症毒，胎气上冲，煎汤饮之即下。"《百草镜》："治筋骨湿痛。利水甚捷，除遍身浮肿。"《本草再新》："暖胃健脾，治肺虚寒嗽。"《随息居饮食谱》："补气，滋肾液，益肝阴，强筋骨，止渴，安胎。"《陆川本草》："滋养强壮，补血，强心利尿。治腰痛，胃病，精神疲惫，血虚心跳。"《药性论》："除肠间水，调中治淋。"

《本草衍义补遗》云："葡萄属，东南人食之多病热，西北人食之无恙，盖能下走渗道，西北人禀气厚故耳。"指出了不同地域、不同体质的人饮用葡萄酒后，产生的反应不同。

二、李时珍对葡萄及葡萄酒的论述

在诸多论述葡萄酒的书籍中，李时珍的《本草纲目》尤为详尽。李时珍在《本草纲目》"酒集解"中说："酒有秫、黍、粳、糯、粟、麹、蜜、葡萄等色，凡作酒醴须麹，而葡萄、蜜等酒独不用麹。"

《本草纲目》认为，葡萄可使人"益气倍力强志，令人肥健，耐饥忍风寒。久食，轻身不老延年。"酿制的葡萄酒，能"暖腰肾，驻颜色，耐寒"。而葡萄烧酒则可"调气益中，耐饥强志，消炎破癖"。

李时珍在《本草纲目》中说："葡萄，汉书作蒲桃，可以造酒，人醋饮之，则陶然而醉，故有是名。其圆者名草龙珠，长者名马乳葡萄，白者名水晶葡萄，黑者名紫葡萄。汉书言张骞使西域还，始得此种。而《神农本草经》已有葡萄，则汉前陇西旧有，但未入关耳。"由此可知中国栽培葡萄的历史非常之久，葡萄的品种也非常之多。

三、古代先贤对葡萄酒的观点总结

从上述的文字记载中，我们可以看到，中国古代医学家对葡萄及葡萄酒的方方面面，都已作了较全面的研究，并且有了较全面的认识。归纳起来，主要有以下几点。

（一）在葡萄酒的酿造方面

提出了葡萄酒有三种不同的酿造工艺。这三种酿造工艺分别是：①不加酒曲的纯葡萄汁发酵。如李时珍所述，"凡作酒醴须曲，而蒲萄、蜜等酒独不用曲。"或云："葡萄久贮，亦自成酒，芳甘酷烈，此真蒲萄酒也。"②加酒曲酿造。如《本草纲目》所说："取汁同曲，如常酿糯米饭法。无汁，用葡萄干末亦可"。③烧酒法。如《本草纲目》所说："取葡萄数十斤，同大曲酿醉，取入甑蒸之，以器承其滴露，红色可爱"。

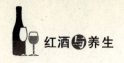

（二）在葡萄酒的质量方面

提出了葡萄酒的质量与葡萄的品种、产地有关。如《本草纲目》所说：酿成的葡萄酒"葡萄皮薄者味美，皮厚者味苦。"《饮膳正要》中说："（葡萄）酒有数等，出哈喇火者最烈，西番者次之，平阳、太原者又次之"。表明古人已认识到，葡萄的品种不同，产地不同，其葡萄酒的质量也存在着很大的差别。

（三）在如何提高葡萄酒质量方面

提出了经冷冻处理，提高葡萄酒质量的方法。《梁四公记》和《本草纲目》所说："八风谷冻成之酒，终年不坏"。"久藏者，中有一块，虽极寒，其余皆冰，独此不冰，乃酒之精液也"。

（四）在医疗保健方面

提出了葡萄酒的性味、功效、主治及可能出现的不良反应。①葡萄酒性味。甘、辛，温。②葡萄酒的功效主治。自《神农本草经》以来，众多的本草类书籍中，均有对葡萄酒功效主治的描述。如《本草纲目》所说葡萄酒能"暖腰肾，驻颜色，耐寒"等。③饮用葡萄酒可能会产生的不良反应。如本文上面提到的《补养方》、《本经逢原》、《医林纂要》中的论述。④南北方体质不同的人饮用葡萄酒会产生不同的效果。如上面提到的《本草衍义补遗》所言。

综上所述，中国古代先民，早就对葡萄酒的文化及葡萄酒的作用都有了较为全面的认识。而这些宝贵的文化遗产为我们全面地、深入地研究葡萄酒，带来了很大的帮助。中医学对葡萄酒的认识，是中国人对世界葡萄酒事业发展的贡献，这不但是中国人民的一笔宝贵财富，也是世界人民的宝贵财富。

第二节　以阴阳学说的观点看葡萄酒

一、茶是阴性的酒，酒是阳性的茶

中国人常说一句话，叫"茶是阴性的酒，酒是阳性的茶。"这里，虽然讲的是茶和酒，以及它们之间的关系，可却明确提到了"阴阳"。什么是阴阳呢？所谓阴阳，是中国古代哲学对自然界相互关联的某些事物和现象对立双方的概括。阴阳的最初含义是非常朴素的，是指日光的向背，向日为阳，背日为阴，后来引申为气候的冷暖，方位的上下，运动状态的躁动和宁静等等。阴阳是对自然界相互关联的某些事物和现象对立双方的概括，即含有对立统一的概念。阴阳学说认为，世界是物质的，而这物质世界的本质是阴阳二气对立统一的结果。任何事物均可以用阴阳来划分，凡是运动着的、外向的、上升的、温热的、明亮的、无形的、兴奋的、外延的、主动的、刚性的、山南水北都属于"阳"。凡是相对静止的、内守的、下降的、寒冷的、晦暗的、有形的、抑制的，内收的，被动的，柔性的，山北水南都属于"阴"。如以天而言，则昼为阳，夜为阴。以天地而言，则天为阳，地为阴。以水火而言，则火为阳，水为阴。

二、以阴阳学说来看葡萄酒

若以阴阳学说来看葡萄酒，当葡萄酒与水作为对立的双方时，则葡萄酒属阳，水属阴。因为酒性炎上，具有运行气血的作用，而水性润下，具有滋润人体的作用。当葡萄酒与白酒作为对立的双方时，则葡萄酒属阴，白酒属阳。因虽然酒均具有共同的炎上性质，但白酒运行气血的作用要明显强于葡萄酒，故当葡萄酒与白酒作为对立的双方时，白酒属阳，葡萄酒属阴。从上述中我们可以看到，葡萄酒既有阳性的一面，也有阴性的一面，所以其作用人体时，具有调和阴阳的作用。从这一点上我们可以看到，事物的阴阳属性，并不是绝对

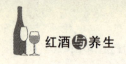

的，而是相对的。这种相对性，一方面表现为在一定条件下，阴阳之间可以相互转化，另一方面，体现了物质的无限可分性。

当中国古代先民看到一切现象都有正反两个方面时，他们就用阴阳这个概念来解释自然界中存在的各种各样的相互对立、相互消长的物质势力，并认为阴阳的相互对立与消长，是自然界中一切物质本身所固有的。

阴阳学说运用到医学领域后，就把人体具有推动、温煦、兴奋作用的物质和功能称为阳，而把人体具有凝聚、滋润、抑制作用的物质和功能称为阴。葡萄酒本身作用于人体，具有推动、温煦、兴奋的作用，因此葡萄酒属于阳性物质。

需要指出的是，虽然任何事物都可以用阴阳来区分，但所区分的事物，必须具有关联性，如果两个事物并不相互关联，不是对立统一体的两个方面，再要将两者区分出阴阳，也就没有了意义。还是以葡萄酒为例，葡萄酒与水，都是流动的液体，因此它们之间具有了关联性，因此可以区别出葡萄酒为阳，水为阴。葡萄酒与白酒，都是酒类物质，因此它们之间可以区分出白酒为阳，葡萄酒为阴。

三、从阴阳的对立制约上看葡萄酒

阴阳的对立制约古人称之为阴阳相反，认为自然界的一切事物都存在着相互对立的阴阳两个方面。如：上与下、水与火、天与地、动与静、升与降、明与暗、寒与热等等。阴阳是对立的，又是统一的。二者相反相成，相互制约，相互消长。表现出阴强则阳弱、阳胜则阴退的错综复杂的动态联系。当葡萄酒与水构成相互对立的关联关系后，若葡萄酒中兑入了水，则葡萄酒的度数降低，口味变淡，色泽变浅。这种变化，就是阴阳消长，阴强则阳弱的具体表现。反之，若往水中兑入了葡萄酒，则水的口味变重，色泽变深，表现阳胜则阴退的状态。

四、从阴阳的互根互用上看葡萄酒

阴阳的互根互用古人称之为阴阳相成，认为阴阳皆相互依存，即阴和阳任何一方都不能脱离对方而单独存在。如：上为阳，下为阴，如果没有上，也就没有所谓的下。热为阳，寒为阴，如果没有热，也就没有所谓的寒。兴奋为阳，抑制为阴，如果没有兴奋，也就没有所谓的抑制。所以说，阴阳是相互依存的，每一方都以对方的存在作为自己存在的条件。二者之间是互根互用的。某些范畴的阴阳还体现出相互滋生、相互为用的关系。如前所述，葡萄酒与水相互对立关联，则葡萄酒为阳，水为阴，葡萄酒与白酒相互对立关联，则白酒为阳，葡萄酒为阴。如果没有水与白酒与葡萄酒相互对立关联，则葡萄酒就无所谓属阴属阳。这就是所谓的阴和阳任何一方都不能脱离对方而单独存在。

五、从阴阳的消长平衡上看葡萄酒

阴阳之间的对立制约，互根互用，并不是静止不变的，而是处于不断的变化之中，并达到一种平衡状态，即所谓的"消长平衡"。所谓"消"，意为减少、消耗；所谓"长"，意为增多、增长。当气候由寒转热时，即为"阴消阳长"，当气候由热转寒时，即为阳消阴长。白天阳盛，人的生理功能也以兴奋为主，黑夜阴盛，人的生理功能就以抑制为主。子夜足少阳胆经当令，则一阳生，人体的生理功能由抑制转向兴奋。日中至黄昏，阳渐衰，阴渐盛，则人体的生理功能由兴奋转向抑制。前面谈到的将葡萄酒中兑水的例子，就是对阴阳的相互消长的诠释。

六、从阴阳的相互转化上看葡萄酒

阴阳转化是指在一定条件下阴阳可各自向其对立的属性转化。即阴可化为阳，阳可化为阴。阴阳的转化一般都出现在事物变化的"物极"阶段，即"物极必反"。如果说"阴阳消长"是一个量变过程的话，则阴阳转化往往表现为量变基础上的质变。阴阳转化必须具备一定的条件：即"物极必反"，这

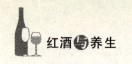

里的极，是指事物发展到了极限、顶点。这个是促进转化的必要条件，没有这个条件，便不能转化。如果往水中兑入了葡萄酒，水中含有了酒的成份，则水就变成了酒，只不过是很淡的酒，反之，如果将葡萄酒中的醇提取干净，则酒也可转化为水。当然，这一转化都是有条件的，那就是往水中兑入了酒，或把酒中的醇提取掉了。

七、阴阳学说在葡萄酒养生学中的应用

以上林林总总，讲了一些阴阳学说的基本内容。我们之所以要介绍这些基本内容，主要为了说明葡萄酒的阴阳属性。我们只有明白了葡萄酒的阴阳属性，才能够最合理地利用葡萄酒的阴阳属性，结合人体自身的阴阳状态，为人类的健康服务。

阴阳的相对协调是人体健康的表现，疾病的发生及病理表现，则是因某种原因，导致阴阳失调的结果。阴阳的失调会导致阴阳的偏盛偏衰，从而引发疾病。而利用葡萄酒本身的阴阳属性，来纠正人体阴阳的偏盛偏衰，使之达到"阴平阳秘"的状态，这正是葡萄酒能够起到养生保健的根本所在。

第三节　以五行学说的观点看葡萄酒

所谓五行，即是指木、火、土、金、水五种物质的运动。

五行学说认为世界上的一切事物，都是由木、火、土、金、水五种基本物质之间的运动变化而生成的。同时，还以五行之间的生、克关系来阐释事物之间的相互联系，认为任何事物都不是孤立的、静止的，而是在不断的相生、相克的运动之中维持着协调平衡的。这即是五行学说的基本含义。也是中国唯物辩证观的主要依据。那么，五行学说的基本内容是什么呢？

一、五行的特性

古代的中国人，通过长期的生产生活实践，认识到木、火、土、金、水

是构成这个世界最基本的物质，他们在此认识的基础上，加以抽象推演，用以分析事物的五行属性，并研究各种事物之间的相互联系，逐渐形成了五行学说的理论概念。五行的特性虽然用木、火、土、金、水来表述，但实际上已超越了木、火、土、金、水具体物质的本身，具有更广泛、更抽象的意义。

木的特性：树木的生长形态，为枝干曲直，向上、向外周舒展。因而引申为具有生长、升发、条达舒畅等，故凡具有此作用或性质的事物，均归属于木。

火的特性：古人称"火曰炎上"。"炎上"，是指火具有温热、上升的特性。因而引申为具有温热、升腾等，故凡具有此作用的事物，均归属于火。葡萄酒为酒类物质，因酒有温热的特性，故葡萄酒具有火的属性。

土的特性：种植和收获农作物都是在土地上进行的，万物在土地上生长。因而引申为具有生化、承载、受纳等，故凡具有这些作用的事物，均归属于土。并有"土载四行"和"土为万物之母"之说。

金的特性：古人称"金曰从革"。"从革"是指"变革"的意思。而引申为具有清洁、肃降、收敛等，故凡具有此作用的事物，均归属于金。

水的特性：古人称"水曰润下"。是指水具有滋润和向下的特性。引申为具有寒凉、滋润、向下运行等，故凡具有此作用的事物，均归属于水。葡萄酒为液体，具有滋润向下的特性，故葡萄酒也具备水的属性。

二、事物的五行属性归类

（一）葡萄酒的五行归类

事物的五行属性是将事物的性质和作用与五行的特性相类比得出的。所以事物的五行属性并不等同于木、火、土、金、水本身。如事物与木的特性相类似，则归属于木；与火的特性相类似，则归属于火等等。例如：以五脏配属五行，则由于肝主升而归属于木，心阳主温煦而归属于火，脾主运化而归属于土，肺主降而归属于金，肾主水而归属于水。以五色配属五行，则由于青色与

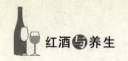

树木色泽接近，故归属于木；赤色与火焰的色彩相类，故归属于火；黄色与中原大地的色调一致，故归属于土；白色与金属的色泽相近，故归属于金；黑色与水的属性相近，故归属于水。红葡萄酒为赤色，若依五色归五行则属火，白葡萄酒为白色，若依五色归五行则属金。

（二）葡萄酒的五行推演

事物的五行属性，不但可以通过取象类比的方法进行化分，还可以通过推演络绎的方法进行化分。如：肝属木，肝主筋，在窍为目，则"筋"和"目"亦属于木；心属火，心合脉，在窍为舌，则"脉"和"舌"亦属于火；脾属土，脾合肉，在窍为口，则"肉"和"口"亦属于土；肺属金，肺合皮，在窍为鼻，则"皮"和"鼻"亦属于金；肾属水，肾合骨，在窍为前后二阴及耳，则"骨"和"耳"、"二阴"亦属于水。红葡萄酒属火，人体心为火，故常饮红葡萄酒不但对心有益，同时对"脉"，对"舌"也有益。白葡萄酒属金，人体肺为金，故常饮白葡萄酒可保护肺之娇脏，同时对"皮毛"，对"鼻"也有益处。

（三）同一属性的事物，存在着相关性

五行学说认为，同一五行属性的事物，存在着相关的联系。《黄帝内经·阴阳应象大论》中说，"东方生风，风生木，木生酸，酸生肝，肝生筋……"讲的就是人与自然环境的关联联系。参见下表。

与五行相通的五象：

五行	木	火	土	金	水
五季	春	夏	长夏	秋	冬
五方	东	南	中	西	北
五气	风	暑	湿	燥	寒
五化	生	长	化	收	藏
五色	青	赤	黄	白	黑

五味	酸	苦	甘	辛	咸
五音	角	徵	宫	商	羽
五脏	肝	心	脾	肺	肾
五腑	胆	小肠	胃	大肠	膀胱
五官	目	舌	口	鼻	耳
五体	筋	脉	肉	皮毛	骨
五志	怒	喜	思	悲	恐
五声	呼	笑	歌	哭	呻
五神	魂	神	意	魄	志
五臭	臊（膻）	焦	香	腥	腐
五液	泪	汗	涎	涕	唾
五荣	爪	面色	唇	毛	发

从与五行相通的五象中，我们可以看到，葡萄酒若按五色分属性，则红葡萄酒属火，白葡萄酒属金。葡萄酒若按五味分属性，则干葡萄酒，如干白葡萄酒、干红葡萄酒、干桃红葡萄酒，酸味明显，属木；甜葡萄酒，口感甘醇浓郁，属土。

三、五行的生克乘侮

五行学说并不是静止地、孤立地将事物归属于五行，而是以五行之间的相生和相克联系来探索和阐释事物之间的相互联系。

（一）相生与相克

相生，是指这一事物对另一事物具有促进、助长和滋生的作用。相克，是指这一事物对另一事物的生长和功能具有抑制和制约的作用。相生和相克，在五行学说中认为是自然界的正常现象；对人体生理来说，也是属于正常生理现象。正因为事物之间存在着相生和相克的联系，才能使自然界维持动态平衡，使人体维持生理平衡。

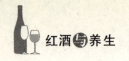
五行相生的次序是：木生火，火生土，土生金，金生水，水生木。

五行相克的次序是：木克土，土克水，水克火，火克金，金克木。

世界上的一切，就这样的依次相生，依次相克，循环无端，生化不息。相生与相克是不可分割的两个方面。没有生，就没有事物的发生和成长；没有克，就不能维持其正常协调关系下的变化和发展。红葡萄酒属火，火可生土，人体脾为土，则红葡萄酒可助脾之运化。白葡萄酒属金，金可生水，人体肾为水，则白葡萄酒可增强肾之功能。酸葡萄酒属木，木可生火，人体心为火，则酸葡萄酒可助心主血脉。甜葡萄酒属土，土可生金，人体肺为金，故甜葡萄酒可助肺之宣降。

由于五行之间存在着相生和相克的关系，所以从五行中的任何"一行"来说，都存在着"生我"、"我生"和"克我"、"我克"四个方面的联系。

"生我"者为"母"，"我生"者为"子"，所以五行中的相生关系又可称作"母子"关系。"克我"者是我"所不胜"，"我克"者是我"所胜"。

（二）相乘与相侮

五行的相乘、相侮，是指五行之间正常的生克关系遭遇破坏后所出现的不正常相克现象。

相乘：乘，即是以强凌弱的意思。五行中的相乘，是指五行中某"一行"对被克的"一行"克制太过，从而引起一系列的过度克制反应。

相侮：侮，在这里是指"反侮"。五行中的相侮，是指由于五行的某"一行"过于强盛，对原来"克我"的"一行"进行反侮，所以反侮亦称反克。

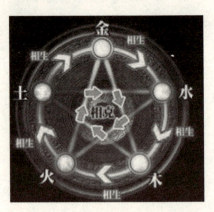

五行学说

适量地饮用葡萄酒对身体十分有益，但如果过量，则会出现相乘、相侮的现象，这样一来，不但对身体不利，反而有害。

相乘和相侮，都是不正常的相克现象，两者之间是既有区别又有联系，相乘与相侮的主要区别是：相乘是按五行的相克次序发生过强的克制，从而形成五行间相克关系的异常；相侮是与五行相克次序发生相反方向的克制现象，从而形成五行间相克关系的异常。

以上我们简单介绍了一下五行学说，其目的是为了给葡萄酒一个明确的五行定位。我们只有明确了葡萄酒的五行定位，才能够根据五行的生克，利用葡萄酒之长，补身体之所虚。

第四节　葡萄酒对肝的影响

肝位于胁下，胆附于中。肝在体为筋，开窍于目，其经脉连目系，交于巅。肝主血液之贮藏调节，目得其养而能视。肝又主司全身筋骨关节的屈伸，肝其性刚强，体阴而用阳，喜条达而恶抑郁，故凡精神情志方面的调节功能，均与肝气有着密切的关系。

肝在五行属木，为将军之官。肝藏魂。其志为怒，在液为泪，在体合筋，其华在爪，开窍于目。

酒为液体属水，红葡萄酒为赤色属火，白葡萄酒为白色属金。酸味的葡萄酒入肝属木，甜味的葡萄酒入脾属土。肝属木。按照五行的相生相克，水生木，因此少量饮用红葡萄酒不会对肝有所损害。而白酒类酒的五行属性为金，金克木，因此饮用大量的白酒必定伤肝。少量酸味的葡萄酒对肝不会有太多的伤害，但超量的葡萄酒也会对肝有所伤害。我们在前面的文字"以阴阳学说看葡萄酒"中已经提到"物极必反"，阴阳之间是可以相互转化的，即使对人有益的事物，超过了一定的量，也会变成对人不利的东西。通俗地讲，馒头是无毒的，它性甘味平，对人体有滋养的作用。可如果你一次吃上十斤的话，恐怕大多数人都会撑死。这样，原本无毒无害的食物，就成了置人于死地的利器。明白了这个道理，我们就应该知道，喝多少葡萄酒一定要根据自己身体的状

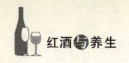

况，把握好量，只有这样，才能做到有百利而无一害。否则，即使度数很低的葡萄酒，也会让人感到不舒服。

第五节　葡萄酒对心的影响

心居于胸中，膈膜之上，有心包围护其外，心与小肠相表里。心在体为脉，其经脉下络小肠，舌为心苗。心主血脉，凡人体的生命活动都与心有关，心是人体生命活动的中心。心主神志，凡人之情志思维活动都与心有关，心是人体情志思维活动的中枢。

心在五行属火，为君主之官。心藏神。在志为喜，喜则志和气达。在液为汗，在体合脉，其华在面，在窍为舌。

红葡萄酒为赤色属火。心属火。按照五行的相生相克，红葡萄酒与心两者同气相求，因此红葡萄酒可产生对心的养护作用。这一点已从喜饮红葡萄酒的法国人身上得到了证实，法国人的饮食结构与其他西方国家人的饮食结构没有什么不同，所不同的是法国人喜饮红葡萄酒，正是由于法国人的这一喜好，使法国人心脏病的发病率远远小于世界其他诸国。要知道，在今天众多的国家之中，心脑血管疾病仍然是人类的第一杀手，人类死于心脑血管病的患者，是地震等一切自然灾害、车祸、战争等死亡人数的总合。由此看来，减少人类的心脑血管疾病，就可大大延长人的寿命，而红葡萄酒在减少心脑血管疾病方面，起到了相当重要的作用。酒为液体属水，红葡萄酒同时还具有"水"的属性，水能克火，红葡萄酒所具备的水的属性，正可以使心火不至于过旺，出现心火上炎的症状，从而增强了葡萄酒养心保心之功效。干葡萄酒，如干白葡萄酒、干红葡萄酒、干桃红葡萄酒，酸味明显。酸属木，木能生火，心属火，故此属葡萄酒对心有益，适量地饮用可减少心病的发生。

第六节　葡萄酒对脾的影响

脾与胃以膜相连，位于腹内，脾与胃互为表里。脾胃为仓廪之官，在体为肉，开窍于口。胃主受纳腐熟水谷，脾主运化输布水谷精微物质到全身，升清降浊。脾胃共称"后天之本"，气血生化之源。人的五脏六腑，四肢百骸，都要依赖脾胃的供养，才能正常发挥其功能。脾又具有统血，主四肢肌肉等重要生理功能，故凡血行脉外，四肢困乏等，多由脾不统血，脾不健运所致。

脾在五行属土，为仓廪之官。脾藏意，在志为思，在液为涎，在体合肌肉，开窍于口，其华在唇。

红葡萄酒为赤色属火。甜味的葡萄酒属土，脾属土。按照五行的相生相克，火生土，故适量饮用红葡萄酒，不但不会对脾胃有所伤害，反而会起到健脾开胃，增加食欲的作用，甚至对人体的某些脾胃病，能够起到预防的作用。特别是甜味的葡萄酒，更是可以起到养脾护胃的作用。因甜属土，与脾土同气相求。因此，适量喝上一些红葡萄酒，当可健脾。虽然甜味的葡萄酒可以起到健脾的作用，但凡事均不可过量，过量的饮用甜味葡萄酒，同样也会伤及脾胃。我们千万不要让原本养脾护胃的甜味葡萄酒变了性质。我们要利用阴阳五行的理论，指导我们饮用葡萄酒，用食物和饮料的阴阳属性，纠正我们身体的偏盛、偏衰，只有这样，我们的身体才能更加的强壮。

第七节　葡萄酒对肺的影响

肺位于胸中，左右各一，上连气道，与鼻相通，故肺开窍于鼻。由于肺位最高，故称"华盖"。肺在体为皮毛，其经脉下络大肠，肺与大肠相表里。肺主气属卫，为宗气出入之所，司呼吸，为气机出入升降之枢。肺主宣发肃降，通调水道。肺助心主治节，合皮毛而煦泽肌肤。肺为娇脏，不耐寒热，而鼻为呼吸之孔道，所以肺易感受外邪。肺朝百脉，而与他脏相通，故肺脏之疾，可传他脏，他脏有病，可累于肺。

肺在五行属金，为相腑之官，肺藏魄。在志为忧，在液为涕，在体合皮，其华在毛，开窍于鼻。

酒为液体属水，白葡萄酒为白色属金。肺属金。按照五行的相生相克，

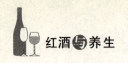

金水相生，白葡萄酒与肺同气相求，故白葡萄酒可起到保肺、防止外感邪气侵犯肺脏的作用。我们从现有的资料中可以看到，许多西方国家的人，都用白葡萄酒作为治疗感冒的土方法，此点与古老的中医学理论正相吻合。需要指出的是，有资料认为，红葡萄酒对肺癌患者有利，而白葡萄对肺癌患者不利，在这里要特别说明：中医学认为，癌症属"癥瘕""积聚"范畴，并不具有传染性，多由七情郁结，气机郁滞所致。因此，存在着外感与内伤之间的区别。许多资料中都说，葡萄酒可抑制癌细胞的发展。笔者认为，如果得了癌症，还是应该上医院找医生诊治，道听途说，听来一些偏方，虽然可能对您有好处，但我们还是建议您在使用之前，先请相关的医生为您判断一下，以免错过了最佳的治疗时机。有句俗话说"把病交给大夫，把命交给老天爷。"这样，您就会活得轻松许多，而众多的疾病，特别是癌症，与情志因素的关系非常密切，许多癌症患者的死亡不是病死的，而是吓死的。当您有一个好的心情，对您战胜疾病，顺利康复是相当有利的。

第八节　葡萄酒对肾的影响

肾左右各一，为命门之所在，内藏元阴元阳，为水火之宅。其经脉络膀胱，故与膀胱互为表里。肾开窍于耳，故肾气充实，则听力聪慧。肾主藏精，为生殖发育之源。肾主五液以维持体内的水液的平衡。肾在体为骨，主骨，生髓，故人体骨骼健壮，精力充沛，有赖于肾。肾为人之生命之根，古人称肾为"先天之本"。

肾在五行属水，为做强之官。肾藏志。在志为恐，在液为唾，在体为骨，其华在发，开窍于耳及前后二阴。

酒为液体属水，红葡萄酒为赤色属火。肾属水。按照五行的相生相克，酒与肾同气相求，因此，许多人饮酒后会出现"走肾"的现象，且"走肾"之后，酒量也随之增加，若酒后不能如厕，则发生易醉现象。红葡萄酒之火，具有温肾作用，能使肾水不寒，提高人们追求性生活的情趣，因此可以说适量饮用葡萄酒对增强人的肾功能也大有益处。许多人都认为，酒能增强人的性功能，特别是男人的性功能。其实少量饮酒，确实可以使人兴奋，提高夫妻生活的质量，但大量饮酒，则会产生抑制作用，使男性的阴茎海绵体充血不够充分。因此，如果为了提高性生活的质量而饮用葡萄酒，也要根据自己的身体情况而定饮用量的多少。

第九节　葡萄酒对经络的影响

经络学说是中医学基础理论的核心之一。在2000多年的医学长河中，一直为保障中华民族的健康发挥着重要的作用。

所谓经络，是运行全身气血，联系脏腑肢节，沟通上下内外各部位的通道，是人体功能的调控系统。经络系统是由经脉及络脉组成。在内连属于脏腑，在外连属于筋肉、皮肤，所以《灵枢》说它"内属于脏腑，外络于肢节"。

经络系统的主要内容有：十二经脉、十二经别、奇经八脉、十五络脉、十二经筋、十二皮部等。其中属于经脉方面的，以十二经脉为主，属于络脉方面的，以十五络脉为主。它们纵横交贯，遍布全身，将人体内外、脏腑、肢节联成为一个有机的整体。

《黄帝内经》说：经络有"决生死，处百病，调虚实，不可不通"的特点，经络理论对指导中医各科实践有着重要的作用。

无论是葡萄酒，还是白酒，其化学成分均是醇。中医学认为，葡萄酒味辛甘，性温，能和血通脉，祛寒壮神，宣导药力。李时珍在《本草纲目》中说：葡萄酒能"暖腰肾，驻颜色，耐寒。"葡萄酒对人体有着众多的好处。而葡萄酒之所以能够对人体起到这些作用，均是由经络系统加以实现的。葡萄酒的有效成分，经过人体消化吸收后，化成了水谷精微，进而化成了气血，气血沿经络运行到人体的全身，从而对人体的各脏腑起到作用。

大家都知道一句中医名言，叫作"不通则痛""痛则不通"。意思是

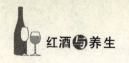

说，当人体经络不通时，就会发生疼痛；当身体某部位发生疼痛时，必定会有经络不通。葡萄酒不但借经络系统运行于周身，同时还具有通经络的作用。当经络畅通了，气血运行就能流畅，人体就能安康。人体就能处于"阴平阳秘"的状态。因此，常饮适量的葡萄酒，使经络保持通畅，对人体的健康大有益处。

有的时候，人体的经络并没有完全闭塞，只是不太流畅，此时人虽然没有感到疼痛，但却感到有说不出来的不舒服。此时的人正处于现在人们常说的"亚健康状态"。如果这时能够饮上适量的葡萄酒，并在酒后睡上一觉，好好地休息一下，相信您的亚健康状态症状将会得到减轻，或者消失。

第四章　葡萄酒与中国传统菜肴

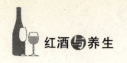
第一节　葡萄酒与美食的搭配

中国人的习俗与西方国家是不一样的。一般而言，中国人喜欢在用餐时饮酒，即使是葡萄酒也是一样。这样就存在着一个喝什么样的葡萄酒，配什么样的菜的问题。也许，这句话反过来说更确切一些，那就是吃什么样的菜，配什么样的葡萄酒。

葡萄酒与美食搭配，不但可提升菜的品质，也可使葡萄酒的口味更加纯正。泛泛而言，喝红葡萄酒宜配牛肉、红烧肉等，也就是所谓的红肉。因为红葡萄酒味道比较浓郁，红葡萄酒中的单宁与肉中的蛋白质结合后，可使人感到红肉的肉质更加细嫩，单宁的涩味变得柔顺。喝白葡萄酒宜配海鲜、蔬菜、沙律等。因为白葡萄酒味道比较清淡，白葡萄酒中的酸度，可以除掉海鲜中的腥味，可使人感到口感更加清爽。

中国人对葡萄酒的喜好程度是不一样的。喝葡萄酒的方式方法也存在着很大的差异。为了更好地欣赏葡萄酒这一美味，我们建议，在开多瓶葡萄酒时：先喝白，后喝红。先喝新，后喝陈。先喝干，后喝甜。这样您更能够享受到葡萄酒带给您的快感。

有一位外国的葡萄酒大师自诩其所酿制的葡萄酒是专门满足中国人口味的，这话实在说得有些大。中国人口众多，有56个民族，即使都是汉族，所处的地域不同，口味也变化多样。若能酿出满足所有中国人口味的葡萄酒恐怕神仙也难办到，更何况葡萄酒在中国要常常在进餐时与菜肴一起饮用。而中国的传统菜肴，更是琳琅满目，五花八门，数不胜数。

第二节 中国著名菜系

葡萄酒既是一种饮品，也是一种调味品。很多中国菜在制作当中，都放入葡萄酒调味。不但中国八大菜系中的许多菜用葡萄酒调味，地方菜、家常菜、私房菜中，也常常放入葡萄酒调味。为了解葡萄酒在中国传统菜肴中的应用，我们先介绍一下中国的各种菜系及风味，而把葡萄酒在各菜系中的具体应用方法，放到下两节中单独介绍。

一、中国八大菜系

（一）中国宫廷最大的菜系——鲁菜

即山东菜系，由齐鲁、胶辽、孔府三种风味组成。

（1）齐鲁风味，以济南菜为代表，在山东北部、天津、河北盛行。

齐鲁菜以清香、鲜嫩、味纯著称，一菜一味，百菜不重。尤重制汤，清汤、奶汤的使用及熬制都有严格规定，菜品以清鲜脆嫩著称。用高汤调制是济南菜的一大特色。糖醋鲤鱼、宫保鸡丁（鲁系）、九转大肠、汤爆双脆、奶汤蒲菜、南肠、玉记扒鸡、济南烤鸭等都是家喻户晓的济南名菜。

济南著名的风味小吃有：锅贴、灌汤包、盘丝饼、糖酥煎饼、罗汉饼、金钱酥、清蒸蜜三刀、水饺等。

德州菜也是齐鲁风味中重要的一支，代表菜有德州脱骨扒鸡。

（2）胶辽风味，亦称胶东风味，以青岛菜为代表。流行于胶东、辽东等地。

胶辽菜起源于福山、烟台、青岛，以烹饪海鲜见长，口味以鲜嫩为主，偏重清淡，讲究花色。青岛十大代表菜：肉末海参、香酥鸡、家常烧牙片鱼、崂山菇炖鸡、原壳鲍鱼、酸辣鱼丸、炸蛎黄、油爆海螺、大虾烧白菜、黄鱼炖豆腐。青岛十大特色小吃：烤鱿鱼、酱猪蹄、三鲜锅贴、白菜肉包、辣炒蛤蜊、海鲜卤面、排骨米饭、鲅鱼水饺、海菜凉粉、鸡汤馄饨。

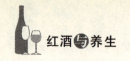
（3）孔府风味，以曲阜菜为代表。流行于山东西南部和河南地区。

孔府菜有"食不厌精，脍不厌细"的特色，其用料之精广、筵席之丰盛堪与过去宫廷御膳相比，和江苏菜系中的淮扬风味并称为"国菜"。孔府菜的代表有：一品寿桃、翡翠虾环、海米珍珠笋、炸鸡扇、燕窝四大件、烤牌子、菊花虾包、一品豆腐、寿字鸭羹、拔丝金枣。

（二）中国民间最大的菜系——川菜

即四川菜系。以成都菜为代表。四川菜系各地风味比较统一。主要流行于西南地区和湖北地区，在中国大部分地区都有川菜馆。川菜是中国最有特色的菜系，也是民间最大菜系。

川菜风味包括重庆、成都和乐山、内江，自贡等地方菜的特色。主要特点在于味型多样。辣椒、胡椒、花椒、豆瓣酱等是主要调味品，不同的配比，化出了麻辣、酸辣、椒麻、麻酱、蒜泥、芥末、红油、糖醋、鱼香、怪味等各种味型，无不厚实醇浓，具有"一菜一格"、"百菜百味"的特殊风味，各式菜点无不脍炙人口。川菜在烹调方法上，有炒、煎、干烧、炸、熏、泡、炖、焖、烩、贴、爆等三十八种之多。在口味上特别讲究色、香、味、形、兼有南北之长，以味的多、广、厚著称。历来有"七味"（甜、酸、麻、辣、苦、香、咸），"八滋"（干烧、酸、辣、鱼香、干煸、怪味、椒麻、红油）之说。川菜系因此具有取材广泛、调味多样、菜式适应性强三个特征。由筵席菜、大众便餐菜、家常菜、三蒸九扣菜、风味小吃等五个大类组成一个完整的风味体系。在国际上享有"食在中国，味在四川"的美誉。其中最负盛名的菜肴有：干烧岩鲤、干烧桂鱼、鱼香肉丝、怪味鸡、宫保鸡丁、粉蒸牛肉、麻婆豆腐、毛肚火锅、干煸牛肉丝、夫妻肺片、灯影牛肉、担担面、赖汤圆、龙抄手等。川菜中五大名菜是：鱼香肉丝、宫保鸡丁、夫妻肺片、麻婆豆腐、回锅肉等。

（三）中国宫廷第二大菜系——苏菜

即江苏菜系。由徐海、淮扬、南京和苏南四种风味组成，是宫廷第二大菜系。今天国宴仍以苏菜为主。

（1）徐海风味：徐海菜鲜咸适度，习尚五辛、五味兼崇，清而不淡、浓而不浊。其菜无论取料于何物，均注意"食疗、食补"作用。另外，徐州菜多用大蟹和狗肉，尤其是全狗席甚为著名。徐海风味菜代表有：霸王别姬、沛公狗肉、彭城鱼丸，地锅鸡等。

（2）淮扬风味：以扬州、淮安为代表，主要流行于以大运河为主，南至镇江，北至洪泽湖、淮河一带，东至沿海地区。和山东菜系的孔府风味并称为"国菜"。

淮扬菜选料严谨，讲究鲜活，主料突出，刀工精细，擅长炖、焖、烧、烤，重视调汤，讲究原汁原味，并精于造型，瓜果雕刻栩栩如生。口味咸淡适中，南北皆宜，并可烹制"全鳝席"。淮扬细点，造型美观，口味繁多，制作精巧，清新味美，四季有别。著名菜肴有清炖蟹粉狮子头、大煮干丝、三套鸭、水晶肴肉等。

（3）金陵风味：以南京菜为代表，主要流行于南京和安徽地区。

金陵菜烹调擅长炖、焖、叉、烤。特别讲究七滋七味：即酸、甜、苦、辣、咸、香、臭；鲜、烂、酥、嫩、脆、浓、肥。南京菜以善制鸭馔而出名，素有"金陵鸭馔甲天下"的美誉。金陵菜的代表有盐水鸭、鸭汤、鸭肠、鸭肝、鸭血、豆腐果（北方人叫豆泡）和香菜（南京人叫芫荽）。

南京小吃是中国四大小吃之一。代表有小笼包子、拉面、薄饼、葱油饼、豆腐涝、汤面饺、菜包、酥油烧饼、甜豆沙包、鸡面干丝、春卷、烧饼、牛肉汤、小笼包饺、压面、蟹黄面、长鱼面、牛肉锅贴、回卤干、卤茶鸡蛋、糖粥藕等。

（4）苏南风味：苏南风味擅长炖、焖、煨、焐，注重保持原汁原味，花色精细，时令时鲜，甜咸适中，酥烂可口，清新腴美。苏南名菜有香菇炖鸡、

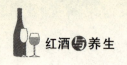

咕咾肉、松鼠鳜鱼、鲃肺汤、碧螺虾仁、响油鳝糊、白汁圆菜、叫花童鸡、西瓜鸡、鸡油菜心、糖醋排骨、桃源红烧羊肉、太湖银鱼、太湖大闸蟹、阳澄湖大闸蟹。松鹤楼、得月楼是苏州的代表名食楼。

苏州小吃是中国四大小吃之一，是品种最多的小吃，主要有卤汁豆腐干，松子糖，玫瑰瓜子，苏式月饼、虾子酱油，枣泥麻饼、猪油年糕、小笼馒头、苏州汤包、桃源红烧羊肉、藏书白切羊肉、奥灶面等。

（四）中国菜在海外的代表——粤菜

即广东菜，由广府、客家、潮汕三种风味组成，在中国大部分地区都有粤菜馆。在国内、海外影响极大。不仅香港、澳门，而且世界各国的中菜馆，多数是以粤菜为主。粤菜是国内民间第二大菜系，地位仅次于川菜。在国外是中国的代表菜系。粤菜以广府风味为代表。

（1）广府风味：以广州菜为代表，集南海、番禺、东莞、顺德、中山等地方风味的特色，主要流行于广东中西部、香港、澳门、广西东部。

广府菜注重质和味，口味比较清淡，力求清中求鲜、淡中求美。而且随季节时令的变化而变化，夏秋偏重清淡，冬春偏重浓郁。食味讲究清、鲜、嫩、爽、滑、香；调味遍及酸、甜、苦、辣、咸；此即所谓五滋六味。有"食在广州"的美誉。代表品种有：龙虎斗、白灼虾、烤乳猪、香芋扣肉、黄埔炒蛋、炖禾虫、狗肉煲、五彩炒蛇丝等。

（2）客家风味：又称东江风味，以惠州菜为代表。流行于广东、江西和福建的客家地区。和福建菜系中的闽西风味较近。

客家菜下油重，口味偏咸，酱料简单，但主料突出。喜用三鸟、畜肉，很少配用菜蔬，河鲜海产也不多。代表品种有：东江盐焗鸡、东江酿豆腐、爽口牛丸等，表现出浓厚的古代中州之食风。

（3）潮汕风味：以潮州菜为代表，主要流行于潮汕地区，和福建菜系中的闽南风味较近。

潮汕菜以烹调海鲜见长，刀工技术讲究，口味偏重香、浓、鲜、甜。喜用鱼露、沙茶酱、梅羔酱、姜酒等调味品，甜菜较多，款式百种以上，都是粗料细作，香甜可口。潮州菜的另一特点是喜摆十二款，上菜次序又喜头、尾甜菜，下半席上咸点心。秦以前潮州属闽地，其语系和风俗习惯接近闽南而与广州有别，因渊源不同，故菜肴特色也有别。代表品种有：潮州卤鹅、豆酱鸡、护国菜、什锦乌石参、葱姜炒蟹、干炸虾枣等，都是潮州特色名菜。

（五）中国飘香四海的菜系——闽菜

以闽东和闽南风味为代表。

（1）闽东风味：以福州菜为代表，主要流行于闽东地区。

闽东菜有"福州菜飘香四海，食文化千古流传"之称。选料精细，刀工严谨；讲究火候，注重调汤；喜用佐料，口味多变，显示了几大鲜明特征：一为刀工巧妙，寓趣于味，素有切丝如发，片薄如纸的美誉，比较有名的菜肴如炒螺片。二为汤菜众多，变化无穷，素有"一汤十变"之说，最有名的如佛跳墙。三为调味奇特。闽东菜的调味，偏于甜、酸、淡，喜加糖醋，如比较有名的荔枝肉、醉排骨等菜，都是酸酸甜甜的。善用糖，用甜去腥腻；巧用醋，酸甜可口；味偏清淡，则可保持原汁原味，并且以甜而不腻，酸而不峻，淡而不薄而享有盛名。五大代表菜：佛跳墙、鸡汤氽海蚌、淡糟香螺片、荔枝肉、醉糟鸡。五碗代表：太极芋泥、锅边糊、肉丸、鱼丸、扁肉燕。

（2）闽南风味：以厦门菜为代表，主要流行于闽南、台湾地区，和广东菜系中的潮汕风味较近。

闽南菜具有清鲜爽淡的特色，讲究佐料，长于使用辣椒酱、沙菜酱、芥末酱等调料。闽南菜的代表有海鲜、药膳和南普陀素菜。闽南药膳最大的特色就是以海鲜制作药膳，利用本地特殊的自然条件、根据时令的变化烹制出色、香、味、形俱全的食补佳肴。南普陀素菜出自千年名刹——南普陀寺，它是典型的传统寺庙素食，以米面、豆制品、蔬菜、蘑菇、木耳等为主料，出名的

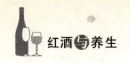

菜肴有40多种，每一道菜要么以色泽取名，如"彩花迎宾"，要么以主料取名，如"双菇争艳"，要么以形态取名，如"半月沉江"。闽南菜还包含了当地的风味小吃，无论是海鲜类的海蛎煎、鱼丸、葱花螺、汤血蛤等，还是肉食类的烧肉粽、酥鸽、牛腩、炸五香等，亦或是点心类的油葱果、韭菜盒、薄饼、面线糊等都令人垂涎欲滴，想要大快朵颐一番。

（3）闽西风味：又称长汀风味。以长汀菜为代表，主要流行于闽西地区，是客家风味。和广东菜系的客家风味较近。

以客家菜为主体，多以山区特有的奇味异品作原料，有浓厚山乡、多汤、清淡、滋补的特点。代表菜有薯芋类的，如绵软可口的芋子饺、芋子包、炸雪薯、煎薯饼、炸薯丸、芋子糕、酿芋子、蒸满圆、炸满圆等；野菜类的有：白头翁饧、苎叶饧、苦斋饧、炒马齿苋、鸭爪草、鸡爪草、炒马兰草、香椿芽、野苋菜、炒木锦花等；瓜豆类的有：冬瓜煲、酿苦瓜、脆黄瓜、南瓜汤、南瓜饧、狗爪豆、罗汉豆、炒苦瓜、酿青椒等；饭食类的有：红米饭、高粱粟、麦子饧、拳头粟饧等。肉食较出名的有白斩河田鸡、烧大块。

（4）闽北风味：以南平菜为代表，主要流行于闽北地区。

闽北特产丰富，历史悠久，文化发达，是个盛产美食的地方，丰富的山林资源，加上湿润的亚热带气候，为闽北盛产各种山珍提供了充足的条件。香菇、红菇、竹笋、建莲、薏米等地方特产以及野兔、野山羊、麂子、蛇等野味都是美食的上等原料。主要代表菜有八卦宴、文公菜、幔亭宴、蛇宴、茶宴、涮兔肉、熏鹅、鲤干、龙凤汤、食抓糍、冬笋炒底、菊花鱼、双钱蛋茹、茄汁鸡肉、建瓯板鸭、峡阳桂花糕等。

（5）闽中风味：以三明、沙县菜为代表，主要流行于闽中地区。

闽中菜以其风味独特、做工精细、品种繁多和经济实惠而著称，小吃居多。其中最有名的是沙县小吃。沙县小吃共有162个品种，常年上市的有47种，形成馄饨系列、豆腐系列、烧麦系列、芋头系列、牛杂系列。其代表有烧麦、馄饨、夏茂芋饺、泥鳅粉干、鱼丸、真心豆腐丸、米冻皮与米冻糕。

（6）莆仙风味：以莆田菜为代表，主要流行于莆仙地区。

莆仙菜以乡野气息为特色，主要代表有五花肉滑、炒泗粉、白切羊肉、焖豆腐、回力草炖猪脚、土笋冻、莆田（兴化）米粉、莆田（江口）卤面、莆田（西天尾）扁食、酸辣鱿鱼汤。

（六）中国滑嫩脆软的菜系——浙菜

即浙江菜系，以杭州菜为代表。浙江菜系各地风味比较统一。主要流行于浙江地区。

浙江菜有悠久的历史，它的风味包括杭州、宁波，绍兴，温州等地方的菜点特色。杭州菜重视原料的鲜、活、嫩，以鱼、虾、时令蔬菜为主，讲究刀工，口味清鲜，突出本味。宁波菜咸鲜合一，以烹制海鲜见长，讲究鲜嫩软滑，重原味，强调入味。绍兴菜擅长烹制河鲜家禽，菜品强调入口香绵酥糯，汤浓味重，富有乡村风味。温州菜也称"瓯菜"，瓯菜则以海鲜入馔为主，口味清鲜，淡而不薄，烹调讲究"二轻一重"，即轻油、轻芡、重刀工。浙江菜具有色彩鲜明、味美滑嫩、脆软清爽、菜式小巧玲珑、清俊秀丽的特点。它以炖、炸、焖、蒸见长，重原汁原味。浙江点心中的团子、糕、羹、面点品种多，口味佳。名菜名点有：龙井虾仁、西湖莼菜汤、虾爆鳝背、西湖醋鱼、炸响铃、抢蟹、新风鳗鲞、咸菜大汤黄鱼、冰糖甲鱼、牡蛎跑蛋、蜜汁灌藕、嘉兴粽子、宁波汤团、湖州千张包子等。

（七）中国民间第三大菜系——湘菜

即湖南菜系，以长沙菜为代表。湖南菜系各地风味统一。主要流行于湖南地区。在中国大部分地区都有湘菜馆。

湘菜包括湘江流域、洞庭湖区和湘西山区三个地区的菜点特色。其特色是油重色浓，讲求实惠，注重鲜香、酸辣、软嫩，尤以煨菜和腊菜著称。洞庭湖区的菜以烹制河鲜和家禽家畜见长，特点是量大油厚，咸辣香软，以炖菜、烧菜出名。湘西菜擅长制作山珍野味、烟熏腊肉和各种腌肉、凤鸡，口味侧重

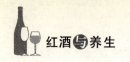

于咸香酸辣，有浓厚的山乡风味。湖南菜最大特色一是辣，二是腊。著名菜点有：东安仔鸡、腊味合蒸、组庵鱼翅、冰糖湘莲、红椒腊牛肉、发丝牛百叶、火宫殿臭豆腐、吉首酸肉、换心蛋等。

长沙小吃是中国四大小吃之一，主要品种有糯米粽子、麻仁奶糖、浏阳茴饼、浏阳豆豉、湘宾春卷等。

（八）中国诱人食欲的菜系——徽菜

即安徽菜系。包括皖南、沿江、沿淮三种风味。以皖南风味为代表。

（1）皖南风味：以徽州菜为代表。主要流行于黄山、歙县（古徽州）、屯溪等地和浙江西部。

皖南风味主要特点是：擅长烧、炖，讲究火功，并习以火腿佐味，冰糖提鲜，善于保持原汁原味。不少菜肴都是用木炭火单炖原锅上桌，不仅体现了徽古朴典雅的风格，而且香气四溢，诱人食欲。其代表菜有：清炖马蹄、黄山炖鸽、腌鲜鳜鱼、红烧果子狸、徽州毛豆腐、徽州桃脂烧肉等。

（2）沿江风味：以芜湖、安庆地区为代表。主要流行于沿江，也传到合肥地区。

沿江风味以烹调河鲜、家禽见长，讲究刀工，注意形色，善于用糖调味，擅长红烧、清蒸和烟熏技艺，其菜肴具有酥嫩、鲜醇、清爽、浓香的特色。代表菜有清香炒悟鸡、生熏仔鸡、八大锤，毛峰熏鲥鱼、火烘鱼、蟹黄虾盅等。菜花甲鱼菊花蟹，刀鱼过后鲥鱼来，春笋蚕豆荷花藕，八月桂花鹅鸭肥，鲜明地体现了沿江人民的食俗情趣。

（3）沿淮风味：以蚌埠、宿县、阜阳等地为代表，主要流行于安徽中北部。

沿淮风味有质朴、酥脆，咸鲜、爽口的特色。在烹调上长于烧、炸、馏等技法，善用芫荽、辣椒配色佐味。代表菜有：奶汁肥王鱼、香炸琵琶虾，鱼咬羊、老蚌怀珠、朱洪武豆腐、焦炸羊肉等。

二、中国其他著名菜系

（一）格调高雅的燕京风味

燕京风味以北京菜为代表。"北京菜"是由以牛羊肉为主的清真菜，以明清皇家传出的宫廷菜，及做工精细、善烹海味的谭家菜，还有其他省市的菜肴所组成。

清真菜在北京菜中占有重要的位置，它以牛羊为主要原料。如著名的"全羊席"用羊身上的各个部位，可烹制出百余种菜肴，是北京菜的重要代表。

另外烤肉、涮羊肉、煨羊肉，历史悠久，风味独特，深受北京群众喜爱。宫廷菜在京菜中地位显著，它选料珍贵，调味细腻，菜名典雅，富于诗情画意。

宫廷菜多是明清宫廷中传出来的菜肴。著名菜品如：抓炒鱼片、红娘自配、脯雪黄鱼等。

谭家菜是官府菜中的代表，讲究原汁原味，咸甜适中，不惜用料，火候足到，如选料精细的"黄焖鱼翅"是谭家一等代表菜，居各鱼翅菜之首。

而以北京"填鸭"制成的烤鸭，更是驰名中外，还有以此为原料而制成的"全鸭席"更是名传遐迩，名品如火燎鸭心、烩鸭四宝、北京鸭卷，常单菜应席。北京菜的特点是，口味浓厚清鲜，质感多样，菜品繁多，四季分明。

烹调技法，以爆、炒、熘、烤、涮、焖、蒸、氽、煮见长。

（二）朴素实惠的淞沪风味

淞沪风味，以上海菜为代表，习惯叫 "本邦菜"，是从农家便饭便菜发展而来，比较朴素实惠，以红烧、生煸见长，口味较重，善浓油赤酱，颇有家常风味。

上海菜原以红烧、生煸见长。后来，吸取了无锡、苏州、宁波等地方菜的特点，参照全国各地在上海所开餐馆的烹调技术，兼及西菜、西点之法，使花色品种有了很大的发展。

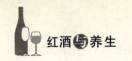
菜肴风味的基本特点：汤卤醇厚，浓油赤酱，糖重色艳，咸淡适口。选料注重活、生、寸、鲜；调味擅长咸、甜、糟、酸。名菜如红烧蛔鱼，巧用火候，突出原味，色泽红亮，卤汁浓厚，肉质肥嫩，负有盛誉。

糟钵头则是上海本地菜善于在烹调中加"糟"的代表，把陈年香糟加工复制成糟卤，在烧制中加入，使菜肴糟香扑鼻，鲜味浓郁。生煸草头，摘梗留叶，重油烹酒，柔软鲜嫩，蔚成一格。

（三）源远流长的中州风味

中州风味，指河南省地方风味，简称豫菜，是我国著名的地方菜系之一。

我国南北方的谷物、蔬菜、禽畜、干鲜果等，河南均有出产，可谓兼南顾北，得天独厚。山区盛产木耳、银耳、猴头、羊素肚、拳菜等。入馔花卉有牡丹、芍药、葛花、桂花、玫瑰、夏荷等。

药物入馔有怀庆山药、林县党参、商城茯苓、新县白果、伏牛百合等。青菜品种有封丘贡芹，焦作香椿，汴梁韭黄，滑县茼蒿等。

调味品有南阳老姜、密县大蒜、永城辣椒、林县花椒、辉县大葱、驻马店麻油、商丘麻酱、彭德陈醋。有闻名全国的宽背淇鲫、卫源白鳝、淮阳元鱼、罗山黄鳝，黄河鲤鱼驰誉中外，固始三黄鸡闻名遐迩，上述各种物产，构成了豫菜一套完整的主料、配料和调料。为豫菜提供了丰富的物质条件。

豫菜，它包括宫廷菜、官府菜、市肆菜、寺庵菜和民间菜。总的特点是：鲜香清淡，四季分明，形色典雅，质味适中，可以说与中国菜的南味、北味有所区别，而又兼其所长。

著名的菜肴品种有：洛阳燕菜、开封糖醋软熘鲤鱼焙面、套四宝，卫源清蒸白鳝、司马怀府鸡、郑州二鲜铁锅蛋、信阳桂花皮丝等。

（四）咸鲜为本的荆楚风味

荆楚风味，以湖北菜为代表，简称鄂菜，以"咸鲜"味为本，讲究嫩、柔、滑、爽，善烹河鲜，以蒸菜驰名，富有浓厚的江南水乡特色。

湖北菜系由武汉、荆沙、黄州和襄郧四大风味流派组成。

武汉菜选料严格，制作精细，注重刀工火候，讲究配色和造型，以烹制山珍海味见长，淡水鱼鲜与煨汤技术独具一格。口味讲究鲜、嫩、柔、软，菜品汁浓、芡亮、透味，保持营养，为湖北菜之精华。

代表菜有："沔阳三蒸"（即珍珠圆子、蒸白丸、粉蒸肉）、蟹黄鱼翅、海参圆子、清蒸武昌鱼、佥鳝鱼等。

荆沙菜以荆州、沙市、宜昌为领衔的江汉平原菜是湖北菜的正宗，以淡水鱼鲜名馔著称，鱼糕制作技艺蜚声省内外，各种蒸菜最具特色，用芡薄，味清纯，善于保持原汁原味。

代表菜有八宝海参、冬瓜鳖裙羹、荆沙鱼糕、皮条鳝鱼、播龙菜、千张肉等。

黄州菜以鄂州、黄石、黄州为代表，属鄂东南地方风味，特色是用油宽，火功足，擅长红烧，油焖，口味偏重，富有浓厚的乡土气息。

代表菜有：金银蛋饺、糍粑鱼、元宝肉、三鲜千张卷、豆腐盒、虎皮蹄膀等。

襄郧菜流传襄阳、郧阳一带，系湖北菜之北味菜，特色是以猪、牛、羊肉为主要原料，杂以淡水鱼鲜，入味透彻，软烂酥香，汤汁少，有回味，制作方法以红扒、红烧、生炸、回锅居多，代表菜有：武当猴头、大和鸡、三镶盘等。

此外，鄂西土家族苗族地区，名菜如"小米年肉"等，别有一番风味。

（五）丰富实惠的松辽风味

松辽风味，包括辽宁、吉林和黑龙江三省地方风味，或称东北风味。

松辽风味，善用本地特有的山珍野味、水产飞禽，精心烹制名菜佳肴。名师高厨，基本上有两大帮口，一是本地厨师称"此地帮"，一是制鲁菜的"山东帮"，两派相互融通，形成了今日的松辽地方风味，在中国烹饪百花园

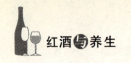

中，占有一席地位。

松辽风味总的特色是：就地取材，选料珍奇；制作精细，品种繁多；咸鲜定味，油重色浓；盘大量多，丰富实惠。

辽宁菜以脂厚偏咸、汁浓芡亮，鲜嫩酥烂、形佳色艳见长，因其海岸线漫长，海鲜菜肴，在辽宁菜中占有重要地位。代表名菜有鲜贝原鲍、凤尾桃花虾、游龙戏凤、扒三丝底鱼翅、珍珠元鱼、李记坛肉等。

吉林菜选料珍奇，多用本省名贵的动、植物特产，如人参、松茸、梅花鹿、田鸡、木耳、黄花菜等，制作的名宴如长白山珍宴、松花水味宴；江城蚕宝宴、梅花全鹿席、参芪药膳席、田鸡滋补席、烧三鲜薇菜、长白山梅花鹿、美味人参汤等。

黑龙江菜以清煮、清炖、氽、炒、生拌、凉拌为主。黑龙江菜吸收京鲁、西餐烹调技术精华，以"奇、鲜、清、补"见长。代表名菜有龙江四珍，即兰花熊掌、红烧鼻、白扒猴头、飞龙汤及白松大马哈鱼、清炖鳍鱼、松子方肉等。

（六）酸辣甜咸的秦陇风味

秦陇风味总的特色是"三突出"。一为主料突出：以牛羊肉为主，以山珍野味为辅；二为主味突出：一个菜肴所用的调味品虽多，但每个菜肴的主味却只有一个，酸辣苦甜咸只有一味出头（包括复合味），其他味居从属地位；三为香味突出：除多用香菜作配料外，还常选干辣椒、陈醋和花椒等。

干辣椒经油烹后拣出，是一种香辣，辣而不烈。醋经油烹，酸味减弱，香味增加。花椒经油烹，麻味减少，椒香味增加，选用这些调料的目的，并非单纯为了辣、酸、麻，主要是取其香。

烹饪技法，则以烧、蒸、煨、炒、氽、炝为主，多采用古老的传统烹调方法，如石烹法，至今沿用，可谓古风犹存。

烧、蒸菜，形状完整，汁浓味香，特点突出。清氽菜，汤清见底，主料脆嫩，鲜香光滑，清爽利口。

温拌菜（属炝法），不凉不热，蒜香扑鼻，乡土气息极浓。烧、蒸、清汆、温拌，是秦陇风味最具有代表性的菜式。

秦陇风味，主要由衙门菜、商贾菜、市肆菜、民间菜和以清真菜为主的少数民族菜组成。

衙门菜，又称官府菜，历史悠久，以典雅见长，如带把肘子、箸头春等。商贾菜以名贵取胜，如金钱发菜、佛手鱼翅等。

市肆菜以西安、兰州等重镇中心的名楼、名店的肴馔为主，为了招揽顾客，竞争激烈，各有千秋，代表名菜如：明四喜、奶汤锅子鱼、煨鱿鱼丝、烩肉三鲜等。民间菜经济实惠，富有浓厚的乡土气息，如光头肉片、肉丝烧茄子、葫芦头等。

清真菜，历经明、清，初具规模，如"全羊席"，闻名遐迩。秦陇风味的五个组成部分各有特色，但由于市肆菜品种繁多，名厨如云，占有地理优势，接触面广，在保持传统特色的基础上，不断创新发展，充实提高，始终居秦陇风味的主导地位，对衙门菜、商贾菜、民间菜和少数民族菜的发展，有一定的影响。

（七）讲究本味的滇黔风味

滇黔地区地处云贵高原，气候极为复杂，有"一山分四季，十里不同天"的民谚。由于特殊的地理位置和自然环境，四季都有新鲜蔬菜，姜、葱、大蒜遍及滇黔各地。

随着食品工业的发展，宣威火腿、独山盐酸菜、太和豆豉、路南卤腐、镇远陈年道菜、草塘松花皮蛋、赤水晒醋、贵阳酱油及特有的甜酱油，以及驰名中外的茅台酒等，给饮食行业提供了辅料和饮料。

滇黔风味经过长期的烹调实践，注意吸收川菜和鲁菜的技艺，不断地融汇和改造，取长补短，创造了多种多样的菜肴，逐步形成了具有浓厚地方风味

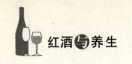

的滇黔菜系。

滇黔风味菜以昆明、贵州等地为中心，集中了本地区各民族烹调技术的精华，充分发挥了用料广泛、鲜美时新、品种多变的特长。

烹调技术擅长于蒸、炖、卤、炒、炸、烩、酿等，以山珍和水鲜见长，讲究本味、酥脆、糯、重油、醇厚。肥而不烂，嫩而不生，点缀得当，造型逼真。

如海产品类的菜肴，就吸收了沿海的经验而加以改进。在烹调技术上，如三鲜、滑熘、酿烩等技法中，兼具了北方清醇的特点。

滇黔地区与巴蜀接壤，川菜中的麻辣也深受滇黔人民的喜爱，一般菜肴在烹调过程中离不开辣椒、胡椒、花椒、葱、姜、蒜、芫荽、甜酱油，故菜肴味酸麻辣，鲜香回甜，百菜百味。

（八）清鲜酥烂的清真风味

清真菜，又称伊斯兰教菜或清真教门菜。中国清真饮食是指中国穆斯林食用的、符合伊斯兰教法律例食物的统称。

因伊斯兰教徒禁食猪、狗、驴、骡、马、无鳞鱼及其他水生物、凶猛的飞禽走兽、动物血、自死牲畜和未经穆斯林祈祷而宰杀的禽畜等肉类，所以清真菜选料很严，戒律很多。

清真菜所用肉类原料以牛、羊、鸡、鸭为主，其烹调方法类似京菜，以熘、炒、爆、涮见长，喜欢用植物油、盐、醋、糖调味。

口味多清鲜脆嫩、酥烂香浓。清真菜烹制羊肉最为擅长，其"全羊席"脍炙人口。

（九）喜食酸醋的山西风味

山西有许多举世闻名的美食和不可多得的烹饪原料，如：平遥牛肉、柏籽羊肉、原平大梨、稷山大枣、山西老陈醋、襄垣黑酱、临猗玉瓜等等，都是传统名品。

山西菜注重火功，技法全面，而以烧、炒、熘、焖、煨见长。总的风味特点是：味重香咸、喜食酸醋、油厚色重、软嫩酥烂。此为晋菜正宗风味十六字诀，不可不知。其中糖醋菜别有风味，因用山西老陈醋烹制，此醋清香柔，无杂味，绵酸而不涩，用以烹菜，味鲜醇正。

山西菜由太原菜、晋南菜、晋北菜和上党菜四路地方风味组成，而以太原菜为主要代表。

太原菜即晋中菜，亦称阳曲菜，汇集寿阳、榆次，祁县、太谷等地的烹调技艺，吸收京、鲁、豫、沪、川等南北各地菜肴烹调之长，兼收并蓄，逐步形成了一套有独特地方风味又有广泛适应性的菜系。一般可分为"庄菜"和"行菜"两帮。

"庄菜"乃旧时大商号、票号、金店等食用的堂菜，这类店号专聘优秀厨师伺候东家和接待往来客商，有的大庄按年编排食谱，一年内不吃重样饭菜，品种繁多，加工精致，虽近似官府菜，但又带有浓厚的家乡风味。

"行菜"，就是市肆饮食行业经营的饭菜，技法全面，用料广泛，讲究色泽和造型。代表名菜有：头脑、过油肉、糖醋佛手卷、山西烧鸭等。

晋南菜以临汾、运城为代表，该地区生活食俗与陕西中部相近，口味偏重于辣、甜，烹制技法多用熘、炒、氽、烩，代表名菜有：拔丝葫芦、油纳肝、糖醋鸡卷、醋熘肉片等。

晋北菜以大同、忻州菜肴为主，此地历史上大部是半农半牧区，生活习俗与内蒙古有相似之处，烹调擅长烧、烤、炖、涮，口味偏重油厚香咸，代表名菜有：焖柏籽羊肉、锅烧羊肉、烤白菜卷、鹌鹑茄子等。

上党菜以上党盆地（中心长治）和晋城菜为主，此地生活习俗与豫北地区相仿，菜肴烹制擅长熏、卤、焖、烧，代表名菜有：烧大葱、芙蓉鸡、酱汁鸭子等。

（十）味浓油重的赣江风味

赣江风味，指江西地方风味。江西菜，主要选用当地特产为原料，如驰

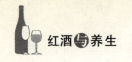

名中外的广昌通心白莲，南丰蜜橘，南安板鸭，泰和乌骨鸡，万载三黄鸡，婺源荷包红鲤鱼，峡江米粉，庐山石耳、石鱼、石鸡，挪阳湖银鱼等等，都是庖厨珍品，一经名师妙手烹制，就是地方特色浓厚的美味佳肴。

江西菜，主要由南昌、郡阳湖区和赣南三路菜肴构成。其共同的特色是：味浓、油重、主料突出，注意保持原汁原味。在品味上则侧重咸鲜、香、辣，蜀人、湘人嗜辣，赣人亦在伯仲之间。

在质地上讲究酥、烂、脆、嫩。在技法上以烧、焖、蒸、炖、炒见长。烧或焖的菜酥烂、味香、汁浓，如久负盛名的三杯鸡。蒸或炖的菜保持原汁，不失原味，既保全营养，又有补益，如清蒸荷包红鲤鱼、清炖武山鸡。炒菜油重，保持鲜嫩，如赣州名菜小炒鱼。

南昌菜吸取了本省和外地一些地方风味的长处，善于变化更新，花色品种繁多，讲究配色造型。名菜如干烧猪脚、海参眉毛丸子、三杯鸡、流浪鸡等。

郡阳湖区的菜，擅长烹制鱼、虾、蟹水产品，选料注意活生时鲜，烹制注重清鲜软嫩，适应面较广，名菜如春菜黄牙鱼、浔阳鱼片、绣球鱼丸等。

赣南菜，制作精细，注重刀工火候，讲究色鲜、汁浓、芡稠、味醇，对鱼的烹制有独到之处，如小炒鱼、鱼饼、鱼饺素有赣州三鱼之称，名菜还有爆满山红、白浇鳙鱼头、双鱼过江、糯米鸡等。

（十一）口味清淡的台湾风味

台湾菜，口味清淡，菜品精致，主料以海鲜为主，融会了闽菜、粤菜及客家菜的烹调手法，先后经过荷兰、日本的文化影响，再结合台湾的物产及当地食俗发展起来的一种菜肴。

台湾菜的特色是每一个菜都有它不同的个性，台湾菜因其特殊的历史背景更是呈现出多元化的特点。

以清、鲜为先：岛内气候炎热，倾向自然原味，调味不求繁复，清、淡、鲜、醇便成了台湾菜烹调的重点，不论炖、炒、蒸或水煮，都趋于清淡，在大多以色重味浓取胜的其他地方菜中，台菜的清鲜美味反而独树一帜。

海味丰富，冷食、生吃显美味：环海的台湾，海资源丰富，滋味本就鲜美的海中鲜，不需太多繁复的佐料及烹调法，就已是美味无比。

所以台湾菜一向以烹煮海鲜闻名，再加上受到日本料理的熏陶影响，台湾菜更发展出了海味之冷食或生吃，且颇为人们所喜爱。于是虾、蟹、鱼几乎攻占了台湾料理的所有席面，而成为台湾菜异于其他菜系之特色。

羹汤拿手做，酸甜滋味长：台菜向有"汤汤水水"之称，台式料理中，可汤可菜的羹汤菜不在少数，像西卤白菜、生炒花枝等。

除羹汤菜外，台菜中属酸甜味形的菜肴亦不在少数，此一味型之产生，与炎热气候关系密切，炎炎夏日中酸酸甜甜的菜肴实在是既开胃又下饭。

腌、酱菜入菜增味，节令食补佐药材：台式料理中，另一特色，便是善用腌酱菜烹出美味菜肴来。腌菜、酱菜之所以入得菜肴，也与炎热气候有关，昔时劳动量大，汗水流的多，人们喜食咸味。为能长时间保存食物，人们制作了各种腌制菜，如咸菜、黄豆酱等，尤其是台湾的客家人所制作的腌酱菜更是如此，将这些腌制过的或酱制过的食物佐以其他食材，风味特殊。

而以中药材熬炖各种食材的药膳食补，是台菜的另一特色，虽然各地方菜系中亦可见中药入菜，还是不如台菜对药膳食补之热爱。

第三节　葡萄酒在中国八大菜系中的应用举例（红酒菜谱）

一、鲁菜

话梅小·萝卜

【主料辅料】小萝卜。 话梅、鲜姜、红茶粉、樱桃。盐、白糖、蜂蜜、

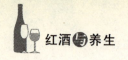

桂花酱、红葡萄酒。

【制作方法】

（1）将小萝卜洗净切成片，用盐腌制一下，姜切丝；

（2）将话梅加水、姜丝、桂花酱、红葡萄酒、白糖、红茶粉煮开，关火后加少许蜂蜜，盛出晾凉；

（3）将腌制好的萝卜片放入话梅汁中浸泡2个小时即可食用，也可将樱桃一同放入食用。

【营养价值】 萝卜：性味辛、甘，凉。具有下气宽中，化痰止渴，醒酒解毒，利尿消肿，消积化滞，补虚润肺之功效。

蜂蜜：性味甘、凉（生）、平（熟）。具有健脾和胃，强心安神，镇咳化痰，润燥滑肠，清热解毒之功效。

【所属菜系】 鲁菜。

【菜品特点】 爽脆清香，醒胃益气，色泽红润，酸甜适口。

二、川菜

桂花红烧肉

【主料辅料】 猪前肘1个（约650克）红葡萄酒100毫升，桂花酱25克，葱段、姜片、精盐、胡椒粉、花椒、八角、香叶、嫩糖色、白糖、味精、高汤、湿淀粉、色拉油各适量。

【制作方法】

（1）猪前肘去骨后漂洗干净，同花椒、八角、香叶一起放入高压锅中煮约15分钟，取出猪肘改刀成3厘米见方的块。

（2）净锅上火，放油少许，下入葱段、姜片煸香，掺入适量高汤，调入嫩糖色、红葡萄酒、胡椒粉、白糖、味精等，放入肘肉块，以大火烧开后，撇净浮沫，再改用小火烧至肉块烂且汤汁略显浓稠时，勾少许芡汁，放入桂花酱翻匀，出锅装盘即成。

【营养价值】猪肘：又名猪蹄膀。猪肉性味甘咸平，具有补脾益气，滋阴润燥之功效。

红酒：是由葡萄发酵而生，内含单宁等多种对人体有益的物质。

【所属菜系】川菜。

【菜品特点】汁明芡亮，桂花香味浓郁，软糯可口。

红酒牛腩

【主料辅料】牛腩一块，胡萝卜一根，山楂、八角、花椒、肉蔻、小茴香、砂仁、白果、白芷、陈皮、桂皮、白胡椒、干姜、丁香、红酒。

【制作方法】

（1）牛腩切小块，然后和冷水在锅里煮，沸腾了就把上面的沫子和水倒掉，用清水洗牛腩。

（2）葱、生姜、红辣椒在油锅里焙，然后加入牛肉，多焙一会儿，把牛肉里的水焙出来，然后加少许料酒，加酱油，也加一点生抽起鲜，再加上一点点老抽上色。

（3）加红酒淹过牛肉，再加入料盒。红酒最好用干红。

（4）大火煮沸，加胡萝卜，然后盖盖子用小火慢慢炖，一定要用小火炖，肉的味道才香，起锅时喜欢香菜的，可以垛点香菜末撒上。

【营养价值】牛腩：牛腩即牛腹部及靠近牛肋处的松软肌肉，以新鲜黄牛的牛腩为好。是指带有筋、肉、油花的肉块，这只是一种统称。营养丰富。
牛肉：牛肉是中国人的第二大肉类食品，仅次于猪肉，牛肉蛋白质含量高，而脂肪含量低，味道鲜美，受人喜爱。黄牛肉：甘、温，无毒。水牛肉：甘、平，无毒。有补益中气，滋养脾胃，强筋健骨之功效。

胡萝卜：性味甘、微温，无毒。富含对人体健康有益的胡萝卜素。具有化滞健脾，明目驱蛔之功效。

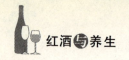

【**所属菜系**】川菜。

【**菜品特点**】香味扑鼻。

酸瓜烩牛舌

【**主料辅料**】牛舌1条、洋葱1粒、红萝卜半条、酸黄瓜少许、番茄粒少许、加美极鲜味汁少许、高汤3碗、味精、盐少许、白脱油1/4块、番茄汁、红酒少许。

【**制作方法**】

（1）红萝卜、洋葱、酸黄瓜切丁块、牛舌切片备用；

（2）洋葱、酸黄瓜、胡萝卜加白脱油轻炒；

（3）炒好的材料加3碗高汤和番茄粒、番茄汁、牛舌、红酒、美极鲜味汁、味精、盐，炖煮约1时30分钟；

（4）将炖煮好的成品放于盘中，淋上红酒，周围做花样装饰即成。

【**营养价值**】牛舌：补益心脾。

胡萝卜：性味甘、微温，无毒。富含对人体健康有益的胡萝卜素。具有化滞健脾，明目驱蛔之功效。

洋葱：含有丰富的维生素。

【**所属菜系**】川菜。

【**菜品特点**】口味微酸。

香辣兔头

【**主料辅料**】兔头三个，在卤水中卤软、洋葱150克，切块、芹菜150克，切段、干辣椒七个，切段、花椒二十余粒、花椒粉一匙、豆瓣酱一大匙、葱三棵，切碎、老姜一小块，切碎、干红葡萄酒两大匙、味精适量。

【**制作方法**】

（1）先将兔头放卤水中卤软；

（2）锅中放油烧至五成热，下葱、姜粒略炒，再下豆瓣酱炒香；

（3）下干辣椒段、花椒略炒；

（4）再下兔头、芹菜段、洋葱块、葡萄酒炒匀；

（5）放入味精铲匀，起锅装盘即成。

【营养价值】兔肉：兔肉包括家兔肉和野兔肉两种，家兔肉又称为菜兔肉。兔性味甘、凉，无毒。具有健脾凉血，清肝明目之功效。

洋葱：含有丰富的维生素。性温，味甘、微辛。

辣椒：又名尖椒、海椒。辣椒是一种茄科辣椒属植物，为一年生草本植物。含有丰富的维生素。

芹菜：性味甘、平，无毒。具有清热利水，祛脂降压之功效。

【所属菜系】川菜。

【菜品特点】口味香辣。

三、苏菜

红酒煨鸡翅

【主料辅料】鸡翅。红葡萄酒、胡萝卜。盐、料酒、鸡精、胡椒粉、酱油、姜、葱、花椒、高汤、食用油、水淀粉。

【制作方法】

（1）将鸡翅去翅尖，切二节洗净，用盐、料酒、酱油、姜、葱腌制20分钟待用；

（2）将胡萝卜洗净去皮削成"棱形"，用沸水焯熟待用；

（3）坐锅点火放入油，油温至四成热时，倒入鸡翅炒至上色，加入红酒略烧，加入高汤、酱油、姜、葱、花椒、胡萝卜、盐、鸡精转小火烧30分钟至鸡翅软烂，汤汁鲜美时大火收汁水，再用淀粉勾芡即成，中间放鸡翅、胡萝卜围边。

【营养价值】鸡翅：肉少，皮富胶质。营养丰富。鸡肉性味甘、温，无

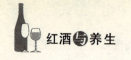

毒。具有温中益气，补精填髓之功效。

胡萝卜：性味甘、微温，无毒。富含对人体健康有益的胡萝卜素。具有化滞健脾，明目驱蛔之功效。

【所属菜系】苏菜。

【菜品特点】色泽红亮，酒香味美。

贵妃鸡

【主料辅料】鸡翅膀24只（约重750克），猪排500克。水发香菇50克，鲜冬笋50克，京葱50克。姜块（拍碎）10克，绍酒50克，红葡萄酒50毫升，酱油30克，白糖10克，鸡清汤1000毫升，熟猪油500毫升（约耗60克）。

【制作方法】

（1）将鸡翅膀洗净后，用绍酒、酱油各少许拌匀，放在约六七成热的油锅内炸至外皮金黄，倒入漏勺内沥油。

（2）原锅放熟猪油（50克）烧热，放人京葱、姜块煸香，加入猪排，煸至变色，将鸡翅膀倒入，放入绍酒、酱油、白糖及鸡清汤，烧滚，移至文火上焖烧20分钟。待鸡翅酥熟，改用旺火，将水发香菇和切成厚片的笋一起下锅，沸煮到汤汁稠浓，捞出猪排和姜块，烹入红葡萄酒，倒入盖碗内即成。

【营养价值】

鸡翅：肉少，皮富胶质。营养丰富。鸡肉性味甘、温，无毒。具有温中益气，补精填髓之功效。

猪肉：猪肉是中国最主要的肉类食品。目前人们餐桌上重要的动物性食品之一。猪肉性味甘咸平，具有补脾益气，滋阴润燥之功效。

【所属菜系】苏菜。

【菜品特点】贵妃鸡是上海梅龙镇酒家的著名风味菜。此菜制成后装入盖碗内上席，揭开盖后，满室香气，酒香扑鼻，鸡翅肥嫩。

黄油焖乳鸽

【主料辅料】乳鸽。胡萝卜、洋葱、芹菜。盐、辣酱油、黄油、胡椒粉、鸡精、料酒、香叶、淀粉、红葡萄酒。

【制作方法】

（1）将洋葱、芹菜、胡萝卜分别切成碎末放入器皿中，加入盐、辣酱油、胡椒粉、鸡精、红葡萄酒，用手抓出汁后，将乳鸽放入腌制半小时；

（2）高压锅中加入黄油，放入腌好的鸽子煸炒至表面变色，加适量开水，放入腌制鸽子的蔬菜和少许香叶，盖上盖子压15分钟；

（3）开盖后先将鸽子取出，锅内汤取出一部分放入炒锅，加入胡椒粉，水淀粉勾芡，放入黄油炒成浓汁淋在鸽子上即可。

【营养价值】鸽肉：性味咸、平，无毒，具有补肝肾，益精血，祛风，解毒之功效。

胡萝卜：性味甘、微温，无毒。富含对人体健康有益的胡萝卜素。具有化滞健脾，明目驱蛔之功效。

洋葱：含有丰富的维生素。

芹菜：性味甘、平，无毒。具有清热利水，祛脂降压之功效。

【所属菜系】苏菜。

【菜品特点】鸽肉鲜嫩，汤汁醇厚。

四、粤菜

广味牛排

【主料辅料】牛排500克。洋葱30克、胡萝卜30克、荷兰豆75克。红葡萄酒15毫升、酱油5毫升、辣酱油5毫升、苏打粉3克、盐4克、白砂糖4克。

【制作方法】

（1）牛排洗净，切小块；

（2）将调味料（红葡萄酒1大匙，酱油1大匙，小苏打1/2大匙，清水1/2杯）先调匀，再放入牛排腌20分钟；

（3）平底锅烧热，先放1大匙奶油及2大匙色拉油，再放入牛排两面略煎，微黄时盛出；

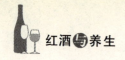

（4）洋葱切片，以余油炒香，将牛排回锅，倒入调味料（红葡萄酒2杯，糖1大匙，辣酱油1大匙）烧开，改小火烧入味；

（5）胡萝卜去皮，先煮熟再切花片；

（6）荷兰豆撕去老筋，氽烫过捞出冲凉；

（7）用2大匙油炒熟胡萝卜及荷兰豆，加盐调味，盛出后排入盘内；

（8）待作法（2）的汤汁稍干时，先拣出洋葱片，再将牛排盛入盘内，接着面上淋汤汁即成。

【营养价值】牛肉：牛肉是中国人的第二大肉类食品，仅次于猪肉，牛肉蛋白质含量高，而脂肪含量低，味道鲜美，受人喜爱。黄牛肉：甘、温、无毒。水牛肉：甘、平、无毒。有补益中气，滋养脾胃，强筋健骨之功效。

胡萝卜：性味甘、微温，无毒。富含对人体健康有益的胡萝卜素。具有化滞健脾，明目驱蛔之功效。

洋葱：含有丰富的维生素。

【所属菜系】粤菜：广东菜，简称粤菜，是我国四大菜系之一，有"食在广州"的美誉。

【菜品特点】香嫩可口．

【特别关注】

（1）红葡萄酒有软化肉质纤维，去除肉腥味及上色等功能，非常适合用于烧煮肉类，尤其适合烧煮牛肉；

（2）加少许小苏打腌肉，可保持厚片牛排嫩滑；

（3）调料中的辣酱油，只是名称而已，本身不但不辣还有特殊香气。

卷心菜洋葱汁

【主料辅料】圆白菜100克、洋葱400克、红葡萄酒10毫升。

【制作方法】

（1）卷心菜洗净，切成片；

（2）洋葱洗净，切成丁；

（3）将卷心菜片、洋葱丁放入榨汁机中，加入凉开水100毫升，一起搅打成汁；

（4）将菜汁倒入杯中，加入红酒调匀，即可直接饮用。

【营养价值】圆白菜：又名卷心菜、大头菜、洋白菜、莲花白、莲白、球甘蓝。性味：甘、平。功效：宽胸除烦，解酒消食，益心肾，明耳目。

洋葱：含有丰富的维生素。

【所属菜系】粤菜。

【菜品特点】清淡微甜。

五、闽菜

荔枝炒鸡丁

【主料辅料】荔枝300克、鸡胸肉200克、葱2根、青、红椒各1/2个。盐1/4茶匙、蛋清1个、太白粉1大匙、白葡萄酒1茶匙、盐1/3茶匙、水1大匙。

【制作方法】

（1）荔枝去外壳及籽；葱切小段；青红椒切菱形片备用；

（2）鸡胸肉去骨切为1.5厘米的小丁，腌入调味料中；

（3）起油锅滑锅2次，以中火烧至四分熟，入鸡丁滑开，待肉变白后，再加入荔枝、青、红椒略翻一下即可捞出沥干；

（4）锅中留油1茶匙，爆香葱段后，依序加入葡萄酒、鸡丁、荔枝肉及调味料拌炒均匀即可。

【营养价值】鸡肉：性味甘、温，无毒。具有温中益气，补精填髓之功效。

荔枝：性味甘、酸、涩，温。具有补脾益肝，养心除渴，理气止痛之功效。

【所属菜系】闽菜。

【菜品特点】香甜可口。

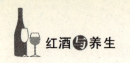

龙眼鸡翅

【主料辅料】肉鸡翅膀12只，龙眼200克，花生油75毫升，红葡萄酒100毫升，白糖20克，酱油10毫升，盐4克，味精2克，水淀粉10克，糖色少许，汤1000毫升，葱段15克。

【制作方法】

（1）鸡翅膀去毛洗净，用酱油、盐腌渍；

（2）锅置火上，放油烧热，下鸡翅炸至金黄色捞出；锅内留油少许，置火上烧热，放入10克葱，煸炒至出香味，加汤、红葡萄酒及鸡翅，放盐、白糖、糖色，调好色味，将鸡翅烧至熟透、脱骨，整齐地码放在盘中；

（3）龙眼用汤烧热，围在鸡翅周围。将余下的葱段用油煸出香味，把烧鸡翅的汤汁滤入，用水淀粉勾芡，浇在鸡翅上即成。

【营养价值】鸡翅：肉少，皮富胶质。营养丰富。鸡肉性味甘、温，无毒。具有温中益气，补精填髓之功效。

桂圆：又名龙眼、益智、骊珠、元肉。桂圆性味甘、温，无毒。具有补益心脾，安神补血之功效。

【所属菜系】闽菜。

【菜品特点】此菜对产后气血虚弱有良好的补益作用。

茄汁煮鸡翅

【主料辅料】鸡翅8个，洋葱1个，培根2片，西红柿1个，蘑菇100克，杏鲍菇1个，荷兰豆少量，香叶1片，蒜头1个，盐适量，胡椒适量，橄榄油2大匙，黄油20毫升，纯番茄酱4大匙，红酒100毫升，鸡粉1小匙，小麦粉1大匙。

【制作方法】

（1）鸡翅洗净后，用纸巾吸干水，用刀尖在鸡翅中间入刀，撒上适量盐、胡椒，拍上小麦粉；

（2）洋葱切成小片，培根切成小条状，蘑菇和杏鲍菇分别切成片，荷兰豆撕去老筋，用沸水焯一下；

（3）平底锅中加入1大匙橄榄油和黄油，用中火将鸡翅煎上色，放入稍深的锅内；

（4）平底锅中再加入1匙橄榄油，将蒜片炒香，放入洋葱炒成透明，再放入培根、蘑菇和杏鲍菇，稍炒后转入深锅内；

（5）深锅中加入香叶、适量水、番茄酱、红酒、鸡粉及去皮切碎后的西红柿，煮开后改小火煮20分钟（中途不断搅拌），最后用盐、胡椒调味，盛入碗中，添上荷兰豆即可。

【营养价值】鸡翅：肉少，皮富胶质。营养丰富。鸡肉性味甘、温，无毒。具有温中益气，补精填髓之功效。

西红柿属茄科，为一年生蔬菜。富含维生素C。西红柿性味酸、甘，凉。具有润肺止渴，清热和胃之功效。

洋葱：含有丰富的维生素。

【所属菜系】闽菜。

【菜品特点】口味酸甜。

六、浙菜

菇酒汁烧三文鱼

【主料辅料】三文鱼3～4件，牛油、沙律油各2/3汤匙，盐1/4茶匙，胡椒粉少许，番茄一个（切半月形）。白葡萄酒3/4杯，牛油1汤匙，洋葱（小）1个，蘑菇1/2罐，金菇100克，上汤1/2杯，柠檬汁2汤匙，盐1/4茶匙。

【制作方法】

（1）洋葱去衣切碎，蘑菇沥干水分，切开边，金菇切去根部，洗净；

（2）烧热1汤匙牛油，下洋葱，中火炒匀，加入半份量白葡萄酒炒匀；

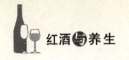

（3）烧热余下的牛油，下蘑菇、金菇炒匀，加入柠檬汁，（2）的材料及余下的菇酒汁料，煮滚成菇酒汁；

（4）三文鱼均匀涂上盐和胡椒粉，用沙律油煎至两面焦黄色，至熟透；

（5）三文鱼扒上碟，浇上菇酒汁即可，番茄片装饰。

【营养价值】三文鱼：又名鲑鱼、大马哈鱼、大麻哈鱼。三文鱼是世界著名的淡水鱼类之一，主要分布在太平洋北部及欧洲、亚洲、美洲的北部地区。营养丰富。

洋葱：含有丰富的维生素。

蘑菇：蘑菇是食用菌真菌门担子菌亚门层菌纲伞菌目黑伞科蘑菇的籽实。西医学研究表明：蘑菇具有防癌抗癌的作用。还有降血糖、理气开胃之功效。

【所属菜系】浙菜。

【菜品特点】口味咸鲜。

洋葱酱

【主料辅料】16只大洋葱，酒醋30毫升，红葡萄酒75毫升，糖400克，石榴汁40毫升。

【制作方法】

将洋葱剥皮切片，在一只不粘锅里用文火开盖煸5分钟，倒入酒醋和红葡萄酒继续烧，浓缩至三分之一后加入糖和石榴汁，用文火煮30分钟，趁热盛入果酱盅内，用玻璃纸封口，待其凉可拌食野味，白煮肉甚至羊肉奶酪。

【营养价值】洋葱：含有丰富的维生素。

【所属菜系】浙菜。

【菜品特点】香味浓咸中带甜，风味独特。

七、湘菜

凤眼扣肉

【主料辅料】带皮五花肉1000克，盐菜100克，湘莲（湖南产的莲子）12粒。色拉油2500毫升（实耗100毫升），豆豉25克，干椒粉50克，精盐5克，酱油10毫升，味精5克，红酒50毫升。

【制作方法】

（1）将五花肉刮洗干净，放入开水锅大火煮5分钟至七成熟捞起抹干水，在肉皮上涂上红酒；

（2）盐菜用水泡洗干净切碎加豆豉、干椒粉、盐大火炒香待用；

（3）湘莲泡发蒸熟（湘莲泡水中上笼大火蒸15分钟左右）；

（4）炒锅下油旺火烧至六成热，下五花肉小火炸成金红色捞出；

（5）将炸好的五花肉切成4寸长、半分厚的片包入盐菜，卷成凤尾形扣入碗中；

（6）放酱油、味精、红酒大火蒸半个小时，嵌入湘莲即成。

【营养价值】五花肉：又名方肉、五花三层。位于猪的腹部，猪腹部脂肪组织很多，其中又夹带着肌肉组织，肥瘦间隔，故称"五花肉"。这部分的瘦肉营养非常丰富。猪肉性味甘咸平。具有补脾益气，滋阴润燥之功效。

莲子：莲子为睡莲科植物莲成熟的种子，是常见的滋补之品，有很好的滋补作用。莲子性味甘、涩、平，无毒。既可清心火，又可安心志，失眠者食之甚佳。具有安神、固精、止泻之功效。

【所属菜系】湘菜：潇湘风味，以湖南菜为代表，简称"湘菜"。

【菜品特点】口味咸香。

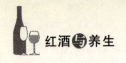

八、徽菜

杂菜鸡腿菇

【主料辅料】蘑菇、鸡腿菇、鸡腿肉各100克，土豆、胡萝卜、西兰花、西红柿各30克，盐、糖、番茄酱、奶油、胡椒、蒜、洋葱、食用油、红酒、醋、香油、鸡精适量。

【制作方法】

（1）将鸡肉切块，蘑菇切片，菜花、土豆、胡萝卜均切块。

（2）西兰花、土豆、胡萝卜分别飞水。

（3）坐锅点火放油并加入适量黄油化开，炒香蒜片和洋葱，倒入鸡块煸炒一会儿，放入番茄酱、蘑菇、鸡腿菇、番茄块，烹入红酒、醋、鸡精、盐、糖，焖制片刻。

（4）将煮好的土豆、胡萝卜放在鸡肉中焖1分钟即可。

（5）菜出锅后倒在用西兰花点缀的盘中。

【营养价值】蘑菇：蘑菇是食用菌真菌门担子菌亚门层菌纲伞菌目黑伞科蘑菇的子实。西医学研究表明：蘑菇具有防癌抗癌的作用。

胡萝卜：性味甘、微温，无毒。富含对人体健康有益的胡萝卜素。具有化滞健脾，明目驱蛔之功效。

洋葱：含有丰富的维生素。

西红柿属茄科，为一年生蔬菜。富含维生素C。西红柿性味酸、甘、凉。具有润肺止渴，清热和胃之功效。

土豆：性味甘、辛、寒，有小毒。具有解诸药毒，调和脾胃，去热咳之功效。

【所属菜系】徽菜：徽皖风味，指安徽菜，简称徽菜，是我国八大菜系之一。

【菜品特点】营养丰富。

第四节 葡萄酒在中国其他菜系中的应用举例（红酒菜谱）

一、燕京风味

京葱煮鸡翅

【主料辅料】鸡翅500克，大葱100克，姜5克、酱油20毫升、味精5克、植物油10毫升、白砂糖10克、红葡萄酒25毫升、料酒50毫升。

【制作方法】

（1）将鸡翅洗净，拔去细毛，斩去翅尖，再将每只翅膀切成两段；

（2）京葱（大葱）去头，切成长丝；

（3）炒锅置旺火上，下植物油烧热后放入鸡翅膀，煸炒至断生、皮呈黄色时倒入漏勺；

（4）炒锅留少量底油烧热，先入京葱煸炒成金黄色后，再将鸡翅回锅，加入料酒、酱油、白糖、姜片、清水，烧沸后撇去浮沫；

（5）加盖，用微火煮至鸡翅肉将离骨时挑去姜片，加入味精、葡萄酒烧沸即成。

【营养价值】鸡翅：肉少，皮富胶质。营养丰富。鸡肉性味甘、温，无毒。具有温中益气，补精填髓之功效。

葱：性味辛、温。具有祛风发表，通阳发汗，宣肺健胃，解毒消肿之功效。

【所属菜系】京菜：燕京风味以北京菜为代表。

【菜品特点】葱香诱人。

二、淞沪风味

煎柠檬鱼片

【主料辅料】净草鱼肉400克。芹菜末50克、鲜柠檬2个。盐、料酒、白

149

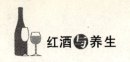

糖、胡椒粉、鸡蛋液、白葡萄酒、葱姜汁、食用油。

【制作方法】

（1）将鱼肉洗干净，片成一样大小的厚片，用葱姜汁、盐、料酒、胡椒粉腌制数分钟，拍面粉拖蛋液蘸均匀待用；

（2）坐锅点火入油至四成热，下入鱼片两面煎至金黄熟透码入盘中，锅留底油煸炒芹菜末，挤入柠檬汁，烹入白葡萄酒，浇在鱼片上即可。

【营养价值】草鱼：肉质细嫩，富有营养。

柠檬具有生津祛暑、化痰止咳、健脾消食之功效。

芹菜：性味甘、平，无毒。具有清热利水，祛脂降压之功效。

【所属菜系】沪菜：淞沪风味，以上海菜为代表，上海菜，习惯叫"本邦菜"。

【菜品特点】色泽金黄，外香里嫩。

玫瑰红酒虾

【主料辅料】大草虾12只。玫瑰红酒2杯、盐1/2茶匙。

【制作方法】

（1）将草虾剪净须足，挑除泥肠，洗净，快速汆烫过捞出；

（2）将调味料拌匀，放入草虾浸泡2小时即成。

【营养价值】虾肉：虾属节肢动物甲壳类，种类很多，包括青虾、河虾、草虾、小龙虾、对虾（南美白对虾，南美蓝对虾）、明虾、基围虾、琵琶虾、龙虾等。虾性味甘、温。具有补肾壮阳，滋阴养胃，托里解毒，通乳之功效。

【所属菜系】沪菜：淞沪风味，以上海菜为代表，上海菜，习惯叫"本邦菜"。

【菜品特点】口味鲜美。

【特别关注】玫瑰红酒有特别的清香味及色泽，用来浸泡嫣红的草虾，不但好看，也好吃。入味后的虾吃不完可以一直浸泡在酒中，不必捞出，但如果要泡1天以上，最好不要放盐，以免虾肉太硬。

麦香牛仔骨

【**主料辅料**】牛仔骨8块，燕麦片100克，黄油50克，土豆片12片，盐、味精、红酒、黑胡椒粉各少许。

【**制作方法**】

（1）牛仔骨调味放入少许红酒和黑胡椒粉拌匀，静置20分钟，放入平锅中煮熟。

（2）锅中放入燕麦片、黄油、盐、味精，开小火翻炒出香味。把牛仔骨放入盆中洒上燕麦片，盘四周用油炸土豆片围边即可。

【**营养价值**】牛肉：牛肉是中国人的第二大肉类食品，仅次于猪肉，牛肉蛋白质含量高，而脂肪含量低，味道鲜美，受人喜爱。黄牛肉：甘、温、无毒。水牛肉：甘、平、无毒。有补益中气，滋养脾胃，强筋健骨之功效。

土豆：性味甘、辛、寒，有小毒。具有解诸药毒，调和脾胃，去热咳之功效。

【**所属菜系**】沪菜：　淞沪风味，以上海菜为代表，上海菜，习惯叫"本邦菜"。

【**菜品特点**】麦香口味，奶香浓郁，中西合璧。

三、秦陇风味

菠汁羊扒

【**主料辅料**】羊腿肉、菠菜、红酒、姜、葱。

【**制作方法**】

把新鲜羊腿肉用红酒、姜、葱腌过之后，用文火煎上几分钟，装在铺着

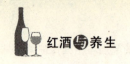

一层煮过的菠菜的盘子上，再浇上新鲜榨出的菠菜汁，颜色碧绿，卖相很特别。

【营养价值】羊肉：肉质要细嫩，容易消化，高蛋白、低脂肪、含磷脂多，较猪肉和牛肉的脂肪含量都要少。羊肉性味甘、大热，无毒。具有暖中补虚，开胃健力，益气滋阴之功效。

菠菜：性味甘、凉、滑，无毒。具有利五脏，通肠胃热，解酒毒，通血脉，开胸膈，下气调中，止渴润燥之功效。

【所属菜系】西北菜：陕西菜包括陕西、甘肃、宁夏、青海、新疆等地方风味，是大西北风味的简称，而以陕西菜、甘肃菜最具有代表性。

【菜品特点】羊扒鲜嫩，菠菜爽脆。

香煎羊扒

【主料辅料】羊扒。西红柿、圆生菜、菠萝、洋葱、大蒜。盐、胡椒、香草、橄榄油、红酒。

【菜品特点】鲜嫩爽口，汁浓味厚。

【制作方法】

（1）将羊扒切块，加入大蒜、盐、红酒、橄榄油腌制20分钟备用；

（2）西红柿、菠萝切成块，生菜切丝做配菜；

（3）坐锅点火倒入橄榄油，将腌好的羊扒放入煎至两面发黄，生熟程度视个人喜好而定，锅上火，放入洋葱末、大蒜末、香草煸炒，加入盐、胡椒、红酒调成汁浇在羊扒上即可。

【营养价值】羊肉：羊肉较牛肉的肉质要细嫩，容易消化，高蛋白、低脂肪、含磷脂多，较猪肉和牛肉的脂肪含量都要少。羊肉性味甘、大热，无毒。具有暖中补虚，开胃健力，益气滋阴之功效。

西红柿属茄科，为一年生蔬菜。富含维生素C。西红柿性味酸、甘，凉。具有润肺止渴，清热和胃之功效。

洋葱：含有丰富的维生素。

【所属菜系】西北菜。

四、滇黔风味

甜木瓜炒乌鸡丁

【主料辅料】乌鸡丁。木瓜、青红柿子椒、鸡蛋。盐、鸡精、酱油、水淀粉、红葡萄酒、葱、姜。

【制作方法】

（1）将木瓜去皮去籽切成丁，青红柿子椒切丁，乌鸡丁中加入一个鸡蛋、盐、酱油、干淀粉搅拌均匀腌制10分钟备用；

（2）取一小碗，放入葱、姜、水淀粉、红葡萄酒、鸡精、盐调匀，坐锅点火倒入油，待油热后放入乌鸡丁滑散至熟，同时将木瓜丁、青红柿子椒丁分别放入过一下油，一同取出；

（3）锅中留余油，倒入调好的汁和乌鸡丁、木瓜丁、青红柿子椒丁翻炒出锅即可。

【营养价值】乌鸡：性味甘平。具有补益气血的作用.

木瓜：性味酸、温，无毒。具有敛肺和胃，化食止渴，和筋骨，去温热，消水胀的作用。

【所属菜系】云贵菜。

【菜品特点】脆嫩清香、鲜辣爽口。

三杯鸡块

【主料辅料】鸡550克。油菜心250克。江米酒10克、红葡萄酒10毫升、料酒5毫升、白酒5毫升、 盐4克、鸡精2克、胡椒粉3克、白砂糖4克、鸡油10毫升、大葱5克、姜3克、淀粉（玉米）5克。

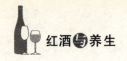

【制作方法】

（1）将鸡宰杀洗净，剔除全部骨头，切成3厘米见方的块；

（2）油菜心洗净；

（3）锅置火上，下入鸡油，略煸一下葱段、姜片，再下入鸡块，煸至变色时，烹入白酒、江米酒、红酒各5毫升，再放入鸡汤，用精盐、鸡精、胡椒粉调好口味，移至中小火烧约1小时；

（4）鸡肉熟烂时，再加入另一半红酒，移回大火收汁至浓，用少许淀粉勾芡，即可出锅装盘；

（5）油菜心用奶汤，精盐、鸡精烧至入味，围在鸡块旁边。

【营养价值】 鸡肉：性味甘、温，无毒。具有温中益气，补精填髓之功效。

【所属菜系】 云贵菜。

红酒炖牛肉

【主料辅料】 牛肉（瘦）500克。西芹100克，土豆（黄皮）200克。红葡萄酒100毫升、大蒜（白皮）10克、植物油25毫升。

【制作方法】

（1）蒜切片；

（2）土豆去皮切块备用；

（3）西芹切成约2厘米的小段；

（4）将橄榄油倒入汤锅，爆香蒜及西芹，放入牛肉，略煎上色；

（5）加入红酒、鸡汤及土豆块，以文火煮1小时即可。

【营养价值】 牛肉：牛肉是中国人的第二大肉类食品，仅次于猪肉，牛肉蛋白质含量高，而脂肪含量低，味道鲜美，受人喜爱。黄牛肉：甘、温，无毒。水牛肉：甘、平，无毒。有补益中气，滋养脾胃，强筋健骨之功效。

红酒：是由葡萄发酵而生，内含单宁等多种对人体有益的物质。

芹菜：性味甘、平，无毒。具有清热利水，祛脂降压之功效。

土豆：性味甘、辛、寒，有小毒。具有解诸药毒，调和脾胃，去热咳之功效。

【所属菜系】 云贵菜。

【菜品特点】 口味鲜香。

【特别关注】

（1）熬煮期间，要不时搅拌锅中汤汁，以免粘锅底；

（2）若没有红酒可用啤酒代替，当然味道要差一些；

（3）如果不喜欢吃太软的土豆，可以先煮牛肉，半小时后再放土豆；

（4）鸡汤可用鸡精加水代替，但要避免过咸，入锅之前最好尝一下；

（5）一小锅牛肉建议放1/5瓶红酒。

五、清真风味

紫苏百合炒羊肉

【主料辅料】 羊肉。百合、青红椒、洋葱、紫苏。盐、鸡精、白糖、黑胡椒粉、红葡萄酒。

【制作方法】

（1）将羊肉切成片，加盐、黑胡椒粉、红葡萄酒拌匀，青红椒和洋葱分别切成小块，紫苏切成细丝，百合洗净；

（2）坐锅点火倒入油，油热后下腌好的羊肉、百合、洋葱、青红椒大火翻炒片刻，加入盐、鸡精、白糖调味，烹少许红葡萄酒出锅，食用时和紫苏拌匀即可。

【营养价值】 羊肉：羊肉较牛肉的肉质要细嫩，容易消化，高蛋白、低脂肪、含磷脂多，较猪肉和牛肉的脂肪含量都要少。羊肉性味甘、大热，无毒。具有暖中补虚，开胃健力，益气滋阴之功效。

紫苏：性味辛温，具有解表的作用。

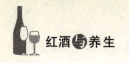

洋葱：含有丰富的维生素。

百合：性味甘、平，无毒。具有补中益气，安心定志之功效。

【所属菜系】清真菜：清真菜，又称伊斯兰教菜或清真教门菜。

【菜品特点】鲜香滑嫩。

【特别关注】在羊肉片中加少许素油可使肉不粘连。

芥香牛肉什锦菜

【主料辅料】肥牛。圆白菜、红柿子椒、萝卜苗。盐、醋、酱油、辣椒油、白葡萄酒、芥末酱、葱、姜。

【制作方法】

（1）肥肉中加入盐、酱油、白葡萄酒腌一下，圆白菜、柿子椒分别切丝，葱姜切末，将圆白菜丝、辣椒丝、萝卜苗一起放入碗中；

（2）取一器皿，将葱姜末、醋、酱油、芥末酱、辣椒油、白葡萄酒等调料放在一起调成汁；

（3）坐锅点火倒入水，水开后放入牛肉快速烫至断生捞出，放在蔬菜丝上，将调好的汁浇上面搅拌均匀即可。

【营养价值】牛肉：牛肉是中国人的第二大肉类食品，仅次于猪肉，牛肉蛋白质含量高，而脂肪含量低，味道鲜美，受人喜爱。黄牛肉：甘、温、无毒。水牛肉：甘、平、无毒。有补益中气，滋养脾胃，强筋健骨之功效。

辣椒：又名尖椒、海椒。辣椒是一种茄科辣椒属一年生草本植物。含有丰富的维生素。

【所属菜系】清真菜。

【菜品特点】牛肉碎嫩爽滑，蔬菜清脆美味。

葱香肥牛肉

【主料辅料】肥牛。口蘑、胡萝卜、洋葱、姜、熟芝麻。盐、鸡精、酱油、胡椒粉、红酒、香油。

【菜品特点】荤素搭配，营养合理。

【制作方法】

（1）将肥牛放入器皿中，加入酱油、红酒、香油拌匀腌制10分钟备用；

（2）将口蘑、胡萝卜、洋葱、姜分别切成片，坐锅点火倒入适量水，待水烧开后，放入姜片、口蘑、胡萝卜、洋葱，加入红酒、酱油、盐、鸡精、胡椒粉调味，煮片刻至熟后捞出放入盘中；

（3）锅中留原汤，将腌制好的肥牛放入锅中迅速烫熟捞出放在蔬菜上，淋少许香油，撒熟芝麻即可。

【营养价值】牛肉：牛肉是中国人的第二大肉类食品，仅次于猪肉，牛肉蛋白质含量高，而脂肪含量低，味道鲜美，受人喜爱。黄牛肉：甘、温，无毒。水牛肉：甘、平，无毒。有补益中气，滋养脾胃，强筋健骨之功效。

蘑菇：蘑菇是食用菌真菌门担子菌亚门层菌纲伞菌目黑伞科蘑菇的子实。西医学研究表明：蘑菇具有防癌抗癌的作用。

胡萝卜：性味甘、微温，无毒。富含对人体健康有益的胡萝卜素。具有化滞健脾，明目驱蛔之功效。

洋葱：含有丰富的维生素。

【所属菜系】清真菜。

【菜品特点】口味鲜美。

六、私房菜

红酒柠檬煎雪鱼

【主料辅料】雪鱼300克一块、姜片3片、红酒4勺、柠檬汁2勺、盐2克、清水半杯、时蔬适量。

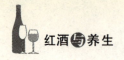

【制作方法】

（1）烧热锅热油，爆香姜片，下入雪鱼；

（2）每面各煎2分钟；

（3）倒入红酒、柠檬汁、盐、清水，煎到汤汁收成一半；

（4）起锅，搭配上新鲜的蔬菜就可以吃了。

【营养价值】鳕鱼：又名鳕狭、明太鱼、大头青、大口鱼、大头鱼、大头腥、石肠鱼。鳕鱼为冷水性底层鱼类，分布于北太平洋，口味鲜美且富有营养。

柠檬：又名柠果、黎檬、洋柠檬、益母果。柠檬芸香科植物黎檬或者柠檬的果实。因其味极酸，肝虚孕妇最喜食，故称益母果或益母子。

【所属菜系】私房菜。

【菜品特点】口味鲜美。

红酒花生猪手

【主料辅料】猪脚500克，1只、红皮花生1/2碗、鸡汤1碗、姜4片、蒜头3粒、葱1棵。腌料：红酒4汤匙、油2汤匙、盐1/5汤匙、白糖1汤匙、生粉2汤匙、酱油3汤匙。油4汤匙、浙醋1汤匙、白糖1/3汤匙、盐1/6汤匙。

【制作方法】

（1）猪脚洗净除毛，放入沸水里焯30秒，捞起沥干水。取半碗红皮花生，泡入清水中待用。姜刮去外皮，切成片；蒜头拍扁去衣，剁成蓉。葱去掉头尾，洗净切成段。

（2）猪脚放入碗里，加入4汤匙红酒、2汤匙油、1/5汤匙盐、1汤匙白糖、2汤匙生粉和3汤匙酱油，放入姜片和1/3碗水，与猪脚一起拌匀腌1小时左右。

（3）锅内添入4汤匙油烧热，爆香蒜蓉，放入腌好的猪脚煎2～3分钟，直至猪脚呈金黄色，其间洒入3汤匙鸡汤避免粘锅。

（4）另取一锅，倒入腌猪脚的汤汁烧开，把煎好的猪脚放下锅，大火翻炒2分钟。

（5）注入1碗鸡汤和适量清水，以没过猪脚为准，再放入花生拌匀，加盖大火煮沸改中火焖1小时，直至水分差不多收干。

（6）放入葱段，加1/3汤匙白糖、1/6汤匙盐和1汤匙浙醋搅拌入味，即可上碟。

【营养价值】猪蹄：又名猪脚、猪手、猪蹄爪。猪蹄含有丰富的胶原蛋白质，脂肪含量也比肥肉低，并且不含胆固醇，对人体健康非常有益。猪蹄性味甘、咸、小寒，无毒。具有补血，通乳，托疮之功效。

花生：又名落花生，性味甘、平、无毒。具有和胃，润肺，止血，催乳之功效。

红酒：是由葡萄发酵而生，内含单宁等多种对人体有益的物质。

【所属菜系】私房菜。

【菜品特点】红酒富含抗氧化物，可防止胆固醇氧化、动脉硬化，还可抗癌、抗衰老及预防心血管疾病。将红酒与猪脚同烹，既可消除猪脚多余的油脂，又使猪脚易炖烂，味鲜美。猪脚富含胶质，常吃可强筋健骨、柔润肠胃，让皮肤细嫩有光泽，猪脚与花生炖汤还有丰胸之效。

【特别关注】

1. 猪脚的汤汁快收干时，要不断翻动猪脚，切忌火候过大造成粘锅。

2. 猪脚煮好后，要加些香醋或浙醋，可让猪脚的筋肉易软化，并增加肉香味，也可令猪脚软而不烂。

彩带银丝卷肉片

【主料辅料】五花肉、金针菇。生抽王5茶匙、糖1茶匙、蚝油1茶匙、料酒1茶匙红酒茶匙、水2茶匙、玉米淀粉2茶匙。

【制作方法】

（1）五花肉切成薄片。

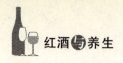

（2）金针菇放在肉片上，卷起来。

（3）卷好用牙签穿起来。

（4）烤箱预热180℃，把调料配好，刷在卷上，进烤箱第二层烤15分钟，隔5分钟翻一次面，刷一次调料，装盘。

【营养价值】五花肉：又名方肉、五花三层。位于猪的腹部，猪腹部脂肪组织很多，其中又夹带着肌肉组织，肥瘦间隔，故称"五花肉"。这部分的瘦肉营养非常丰富。猪肉性味甘咸平。具有补脾益气，滋阴润燥之功效。

蘑菇：蘑菇是食用菌真菌门担子菌亚门层菌纲伞菌目黑伞科蘑菇的子实。西医学研究表明：蘑菇具有防癌抗癌的作用。

【所属菜系】私房菜。

【菜品特点】色香味均佳。

【特别关注】

（1）肉要用冻的才会切得薄。

（2）卷的时候不要太松，会散掉。

（3）烤的时候会有汤汁流出，要倒掉。

红酒蔬菜炖牛肉

【主料辅料】牛腩、洋葱、胡萝卜、芹菜、土豆、西红柿、红酒。番茄酱、盐、糖、香叶、酱油。

【制作方法】

（1）胡萝卜、土豆去皮切块，西红柿切块，洋葱切细片，芹菜切段，牛腩切块。

（2）锅加热，放少许油，橄榄油最好。放入洋葱炒香。

（3）放入牛肉翻炒到变色。

（4）放入蔬菜翻炒两分钟。

（5）倒入至少一水杯的红酒，半瓶更好。

（6）全部东西都转入炖锅中，加入水，大约刚刚没过牛肉就可以了，同时放入香叶。然后水煮开后，捞去浮末，转小火慢炖。

（7）炖到牛肉烂了，倒些番茄酱增加浓郁的口感，可以多用一些。

（8）倒入一两勺生抽酱油可以增香。

（9）最后放入糖和盐调出适合自己的味道，然后大火收汁就可以了。

【营养价值】牛肉：牛肉是中国人的第二大肉类食品，仅次于猪肉，牛肉蛋白质含量高，而脂肪含量低，味道鲜美，受人喜爱。黄牛肉：甘、温、无毒。水牛肉：甘、平，无毒。有补益中气，滋养脾胃，强筋健骨之功效。

红酒：是由葡萄发酵而生，内含单宁等多种对人体有益的物质。

洋葱：含有丰富的维生素。

胡萝卜：性味甘、微温，无毒。富含对人体健康有益的胡萝卜素。具有化滞健脾，明目驱蛔之功效。

土豆：性味甘、辛、寒，有小毒。具有解诸药毒，调和脾胃，去热咳之功效。

芹菜：性味甘、平，无毒。具有清热利水，祛脂降压之功效。

西红柿属茄科，为一年生蔬菜。富含维生素 C。西红柿性味酸、甘、凉。具有润肺止渴，清热和胃之功效。

【所属菜系】私房菜。

【菜品特点】口味酸甜。

香辣虾

【主料辅料】明虾12只、蒜瓣4瓣、嫩姜2片、青葱3根、红辣椒2根、玫瑰红酒1杯、辣椒酱1/2大匙、番茄酱2大匙、蚝油1大匙、盐适量、冰糖1/2大匙、玉米粉1/2大匙、食油2杯。

【制作方法】

（1）明虾洗净，剪开外壳，挑去沙肠，拭干多余的水分，在热油中炸至

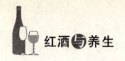

七分熟，捞起备用。

（2）蒜瓣、姜片去皮剁碎，葱切成葱花，辣椒去籽切碎；用1大匙炸虾的余油，爆香葱、姜、蒜、辣椒与番茄酱、辣椒酱，再加入玫瑰红酒、蚝油、冰糖和盐煮沸。

（3）将明虾放入香辣汤汁中滚煮片刻，以调匀的玉米粉勾芡即可。

【营养价值】

虾肉：虾属节肢动物甲壳类，种类很多，包括青虾、河虾、草虾、小龙虾、对虾（南美白对虾，南美蓝对虾）、明虾、基围虾、琵琶虾、龙虾等。虾性味甘、温。具有补肾壮阳，滋阴养胃，托里解毒，通乳之功效。

辣椒：又名尖椒、海椒。辣椒是一种茄科辣椒属一年生草本植物。含有丰富的维生素。

【所属菜系】私房菜。

【菜品特点】鲜美香辣。

芦笋黑椒小·牛扒

【主料辅料】嫩小牛扒（又叫牛仔骨）、红葡萄酒，盐，黑胡椒、洋葱、薯条、芦笋、黄油。

【制作方法】

（1）嫩小牛扒洗净擦干，洒少许盐、黑胡椒（碎），用肉锤拍松；

（2）洋葱切丝，薯条炸出来撒盐，芦笋去老皮在放了黄油、盐的开水中煮熟捞出待用。

（3）煎锅中放少许油加热，中火放洋葱丝炒出香味，再放牛扒将两面煎至稍稍变肉色，喷入红酒撒黑胡椒即刻取出，配薯条芦笋装盘即可。

【营养价值】牛排：英文steah一词是牛排的统称，其种类非常多。牛肉具有补益中气，滋养脾胃，强筋健骨的作用。

洋葱：含有丰富的维生素。

【所属菜系】私房菜。

【菜品特点】鲜嫩可口。

【特别关注】做牛扒很讲究选肉，肉质要好，且要选厚而不选大，牛扒如果太薄常常会煎得过熟，并且肉汁容易流失，而牛扒的主要味道就在肉汁里，因此牛扒煎至五成熟口感最佳。

XO酱香辣虾

【主料辅料】虾、小辣椒、花椒、香葱、姜末、蒜末。XO酱、酱油、白葡萄酒、糖、淀粉。

【制作方法】

（1）姜、蒜、辣椒、葱，白色跟绿色部分要分开，切碎；调味料预先拌好。

（2）锅内放入适量的油，小火爆香花椒，再取出花椒，等冷却之后在案板上用刀拍碎，备用。

（3）将姜、蒜头、红辣椒、葱白，放入先前爆香花椒的油锅内，并炒出香味，放入虾，炒到变色，倒入少许白葡萄酒与清水，盖上锅盖大火闷约2分钟，再加入调味酱汁，以大火快速翻炒并收汁。

（4）起锅前撒入葱花、先前擀碎的花椒，翻炒均匀，装盘。

【营养价值】虾肉：虾属节肢动物甲壳类，种类很多，包括青虾、河虾、草虾、小龙虾、对虾（南美白对虾，南美蓝对虾）、明虾、基围虾、琵琶虾、龙虾等。虾性味甘、温。具有补肾壮阳，滋阴养胃，托里解毒，通乳之功效。

辣椒：又名尖椒、海椒。辣椒是一种茄科辣椒属一年生草本植物。含有丰富的维生素。

【所属菜系】私房菜。

【菜品特点】鲜香可口。

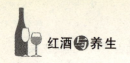

彩椒年糕

【主料辅料】年糕70克、青菜椒50克、红菜椒50克、黄菜椒50克，盐3克、白葡萄酒3毫升、味精1克、葱2克、蒜2克。

【制作方法】

（1）青菜椒、红菜椒、黄菜椒洗净后分别切条，葱、蒜切片。

（2）锅内放水烧开，将年糕放入沸水中微煮一下，捞出切条备用。

（3）炒锅中加热底油，约七成热时放入葱片、蒜片爆出香味，再加入青菜椒、红菜椒、黄菜椒翻炒。

（4）待青菜椒、红菜椒、黄菜椒断生后，加年糕盐、味精、白葡萄酒，翻炒片刻即可出锅。

【营养价值】青椒：含有丰富的维生素C.

【所属菜系】私房菜。

【菜品特点】美味可口.

七、家常菜

红烧猪蹄

【主料辅料】猪前腿一只、红酒40毫升、生抽老抽各两勺、姜片蒜瓣、花椒十来粒、八角两个、桂皮一小块、干红椒两三只、糖15克。

【制作方法】

（1）先将猪蹄膀踝成块，入沸水中断生后捞起。

（2）锅中油热后，将蹄膀倒入煎至略带金黄，倒入红酒进行翻炒。

（3）将剩下的调料全部倒入锅中，加上一碗水，一起倒入炖锅里，小火炖熟，能用筷子很容易穿过就行了。炖的时间自己掌握，也可以用高压锅。

（4）将炖好的猪蹄全部倒回炒锅，开大火收干水分就好了。

【营养价值】猪蹄：又名猪脚、猪手、猪蹄爪。猪蹄含有丰富的胶原蛋白质，脂肪含量也比肥肉低，并且不含胆固醇，对人体健康非常有益。猪蹄性味甘、咸、小寒，无毒。具有补血，通乳，托疮之功效。

【所属菜系】家常菜。

【菜品特点】肥而不腻，瘦而不柴。

香辣鱿鱼圈

【主料辅料】鱿鱼、青红椒、蒜、姜、葱、韭菜花、生抽、陈醋、红酒、盐、胡椒粉、淀粉。

【制作方法】

（1）先将鱿鱼的内脏和红色的表皮去除，切成适当的小圈；

（2）烧一锅开水把鱿鱼放入，迅速地焯一下取出放入冰水里浸泡；

（3）另取一锅烧热加油，放入同样切成圈的青红椒圈、大蒜、姜片、葱段、韭菜花爆炒1~2分钟；

（4）将浸泡的鱿鱼圈沥干水分倒入炒锅内翻炒1分钟；

（5）加1勺生抽、半勺陈醋、1勺红酒兜匀，然后加适量的盐、胡椒粉调味；

（6）最后加适量的水淀粉勾薄芡即可装盘享用。

【营养价值】鱿鱼：又名枪乌贼、柔鱼、竹快子、小管仔。鱿鱼，虽然习惯上称它们为鱼，其实它并不是鱼，而是生活在海洋中的软体动物。味美且富有营养。鱿鱼性味甘、咸，微温。具有养血滋阴，补心通脉，温经止带之功效。

辣椒：又名尖椒、海椒。辣椒是一种茄科辣椒属植物，为一年生草本植物。含有丰富的维生素。

【所属菜系】家常菜。

【菜品特点】口味香辣。

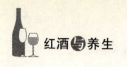

黑椒牛柳粒

【主料辅料】特级牛肉200克、西芹15克、胡萝卜20克、姜片3克。糖20克、鸡精、老抽各5克、黑胡椒粒、红酒各少许。

【制作方法】

（1）将牛肉切成半寸见方的牛肉粒，下入油锅略炸后出锅备用。

（2）另起锅，将姜片、黑胡椒粒煸香，再加入牛肉粒、糖、鸡精、老抽、红酒、清水，大火翻炒片刻，加入西芹、胡萝卜继续翻炒2分钟，勾少许芡，出锅装盘。

【营养价值】牛肉：牛肉是中国人的第二大肉类食品，仅次于猪肉，牛肉蛋白质含量高，而脂肪含量低，味道鲜美，受人喜爱。黄牛肉：甘、温，无毒。水牛肉：甘、平，无毒。有补益中气，滋养脾胃，强筋健骨之功效。

胡萝卜：性味甘、微温，无毒。富含对人体健康有益的胡萝卜素。具有化滞健脾，明目驱蛔之功效。

芹菜：性味甘、平，无毒。具有清热利水，祛脂降压之功效。

【所属菜系】家常菜。

【菜品特点】肉香厚重。

【特别关注】糖、老抽、红酒、黑胡椒粉也可以先与淀粉勾成芡，待牛肉与西芹、胡萝卜炒得差不多时倒入芡汁即可。

干烧对虾

【主料辅料】对虾6个。 精制油、美极酱油、番茄沙司、葡萄酒、盐、糖、葱、姜、大蒜。平底不粘锅。

【制作方法】

（1）洗净对虾，剪去须、脚，沥水；

（2）蒜、姜、葱切成末待用；

（3）上锅，小火，油少许，至五成热，放入对虾，翻煎两面，5分钟后放入蒜末、姜末（注意不要炒焦了），继续煎至九成熟；

（4）倒入葡萄酒、美极酱油、番茄沙司、糖、少许盐，翻煎两面；5分钟后即可起锅装盘，撒上葱末。

【营养价值】虾肉： 虾属节肢动物甲壳类，种类很多，包括青虾、河虾、草虾、小龙虾、对虾（南美白对虾，南美蓝对虾）、明虾、基围虾、琵琶虾、龙虾等。虾性味甘、温。具有补肾壮阳，滋阴养胃，托里解毒，通乳之功效。

【所属菜系】家常菜。

【菜品特点】口味鲜美。

煎猪肉扒

【主料辅料】猪后腿瘦肉400克。鲜蘑菇片50克、酸黄瓜75克。盐、白葡萄酒、辣酱油、洋葱末、鸡蛋、白糖、胡椒粉、面粉、番茄酱、食用油。

【制作方法】

（1）将瘦猪肉切成大片，用刀断筋拍松，用盐、白葡萄酒、胡椒粉腌制数分钟，再拍上面粉。再将鸡蛋打成蛋液，将猪肉片在蛋液中拖均匀待用；

（2）坐锅点火入油至4成热时，下拖蛋后的猪扒肉，两面煎成金黄色熟透装盘。锅内留底油煸炒洋葱末出香味，放鲜蘑片炒均匀，接着放番茄酱、辣酱油、白糖、盐炒成汁浇在猪扒上即可。盘边配切好的酸黄瓜。

【营养价值】猪肉：猪肉是中国最主要的肉类食品。目前人们餐桌上重要的动物性食品之一。猪肉性味甘咸平。具有补脾益气，滋阴润燥之功效。

蘑菇：蘑菇是食用菌真菌门担子菌亚门层菌纲伞菌目黑伞科蘑菇的子实。西医学研究表明：蘑菇具有防癌抗癌的作用。还有降血糖、理气开胃之功效。

洋葱：含有丰富的维生素。

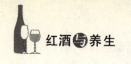

【所属菜系】家常菜。

【菜品特点】色泽红亮、咸酸适口。

酒香鸭

【主料辅料】鸭子一只，斩块，在沸水中焯一下。干红葡萄酒50毫升。老干妈香辣酱两匙。油酥辣椒两大匙（可依个人喜好增减）。鸡精一匙。葱25克，切段；老姜一块，用刀拍破。冰糖约25克。干花椒约二十粒。泡红辣椒八个，切短段。香油一大匙。

【制作方法】

（1）锅中放油烧至六成热，倒入鸭块爆炒至表皮微黄，盛出。

（2）将泡红辣椒、香辣酱、花椒、油酥辣椒倒入锅里的余油中，小火慢炒呈樱桃色。

（3）倒入鸭块略炒后加水（水量以淹过鸭块约两指节高为宜），烧沸后放姜、红酒、盐、葱段、冰糖，改小火焖软。

（4）至汤汁浓稠时，放鸡精、香油铲匀后起锅装碗里即成。

【营养价值】鸭肉：又名鹜肉、家凫肉。鸭是为餐桌上的上乘肴馔，也是人们进补的优良食品。鸭肉性味甘、凉。具有滋阴补虚，利尿消肿之功效。

红酒：是由葡萄发酵而生，内含单宁等多种对人体有益的物质。

辣椒：又名尖椒、海椒。辣椒是一种茄科辣椒属一年生草本植物。含有丰富的维生素。

【所属菜系】家常菜。

【菜品特点】麻辣酒香。

咸蛋黄炒南瓜

【主料辅料】南瓜250克，切厚片。咸鸭蛋黄四个。干红葡萄酒两大匙。鸡精一咖啡匙。葱两棵，切段。盐适量。

【制作方法】

（1）在鸭蛋黄里放入干红葡萄酒；

（2）放蒸锅中大火蒸五分钟；

（3）取出后趁热用不锈钢匙碾成泥；

（4）锅中放油烧至五成热，放入葱段爆香；

（5）倒入南瓜片中火煸炒；

（6）放适量盐，炒至南瓜片软熟并起一点点黄锅巴时，倒入鸭蛋黄泥、鸡精；

（7）铲匀后起锅装盘即成。

【营养价值】 南瓜：性味甘、温，无毒。具有消炎补中，益气止痛，驱虫，平喘止咳，解毒，安胎之功效。

咸鸭蛋：又名盐蛋、腌蛋、味蛋。咸鸭蛋是佐餐佳品，色、香、味均十分诱人。鸭蛋性味甘、咸，凉。具有滋阴清热，润肺降逆之功效。

【所属菜系】 家常菜。

【菜品特点】 适宜家庭佐餐。

咖哩牛肉

【主料辅料】 牛腿肉500克，葱头、芹菜各50克，咖哩粉15克，盐3克，干红葡萄酒、酱油各5毫升，面粉25克，鸡汤100毫升，油50毫升，辣椒面、味精、香叶、蒜泥、胡椒粒各少许。

【制作方法】

（1）将牛肉切成方块撒上盐，用油炸成黄色，放入焖锅里，加水、干红葡萄酒、酱油、葱头丝、胡萝卜片、香叶、胡椒粒、盐用小火焖2～3小时至牛肉酥烂。

（2）用煎锅将油烧热放葱头丁、芹菜段、香叶、蒜泥略炒，加面粉炒出香味，再加咖哩粉炒香，放少许辣椒面做成咖哩酱盛出。

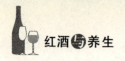
（3）煎锅里放鸡汤烧开，放入咖哩酱、盐、味精调匀，再把熟牛肉倒入，稍焖，出锅装盘即成。

【营养价值】牛肉：牛肉是中国人的第二大肉类食品，仅次于猪肉，牛肉蛋白质含量高，而脂肪含量低，味道鲜美，受人喜爱。黄牛肉：甘、温，无毒。水牛肉：甘、平，无毒。有补益中气，滋养脾胃，强筋健骨之功效。

胡萝卜：性味甘、微温，无毒。富含对人体健康有益的胡萝卜素。具有化滞健脾，明目驱蛔之功效。

辣椒：又名尖椒、海椒。辣椒是一种茄科辣椒属一年生草本植物。含有丰富的维生素。

芹菜：性味甘、平，无毒。具有清热利水，祛脂降压之功效。

【所属菜系】家常菜。

【菜品特点】绝佳佐餐美味。

辣酱烤排骨

【主料辅料】排骨500克。

老干妈香辣酱两大匙（如果喜欢吃更辣的，改用老干爹香辣酱）、五香粉半咖啡匙、小独蒜一个、酱油半汤勺、红葡萄酒三大匙、蜂蜜三大匙、葱两棵。

【制作方法】

（1）葱切碎；蒜剁末；

（2）排骨用热水反复洗几遍，捞干水分装碗里，再将除蜂蜜外的所有用料放排骨里拌匀；

（3）将拌好的排骨装入保鲜袋，放入冰箱腌一天以上；

（4）烤时取出排骨，在烤盘里垫上锡纸，排好排骨，刷上一层蜂蜜，再刷上油；

（5）烤箱200度预热五分钟，放入排骨，上下火200度烤十五分钟；

（6）取出烤盘，在排骨上再刷上油，翻面后刷蜂蜜、油，再入烤箱上下火180度烤十五分钟；

（7）响铃后取出装盘即可开啃。

【营养价值】排骨：猪排骨提供人体生理活动必需的优质蛋白质、脂肪，尤其是丰富的钙质可维护骨骼健康。适宜于气血不足，阴虚纳差者.

蜂蜜：性味甘、凉（生）、平（熟）。具有健脾和胃，强心安神，镇咳化痰，润燥滑肠，清热解毒之功效。

【所属菜系】家常菜。

【菜品特点】口味香辣。

炖小牛肉

【主料辅料】1250克去骨的牛肩肉、1杯鲜乳酪、6个鸡蛋、3个大洋葱、3个柠檬、2勺面粉、50毫升黄油、4个酸橙、3杯干白葡萄酒、食盐、胡椒粉。

【制作方法】

（1）剥好并剁碎洋葱。把小牛肉切成小方块。磨好两个柠檬然后把四个酸橙剥好并把它们弄成小块；

（2）把黄油倒入焙盘并加入盐和胡椒粉；

（3）加入小牛肉，撒上面粉搅拌并烹饪1～2分钟；

（4）压挤柠檬和酸橙并把果汁倒入焙盘。倒入白葡萄酒高于牛肉。用小火烹饪大约30分钟；

（5）打好鸡蛋。加入胡椒粉、食盐和奶酪；

（6）加入混合物到小牛肉里。当沸腾时就拿下。

【营养价值】牛肉：牛肉是中国人的第二大肉类食品，仅次于猪肉，牛肉蛋白质含量高，而脂肪含量低，味道鲜美，受人喜爱。黄牛肉：甘、温，无毒。水牛肉：甘、平，无毒。有补益中气，滋养脾胃，强筋健骨之功效。

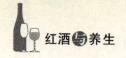

洋葱：含有丰富的维生素。

【所属菜系】家常菜。

【菜品特点】口味鲜美。

香炸鸡腿

【主料辅料】小鸡腿两个、五香粉半咖啡匙、辣椒粉两大匙、花椒粉两咖啡匙、美极鲜味汁一匙、红葡萄酒三大匙、老姜一小块、香葱三棵、香油一小匙、盐、味精适量。

【制作方法】

（1）在鸡腿内侧划几刀以便入味，姜切片，葱切段；

（2）在鸡腿中放葡萄酒、五香粉、一咖啡匙花椒粉、姜片、葱段、美极鲜味汁、盐，涂抹均匀后腌约一小时，再放沸水蒸锅中用大火蒸二十分钟左右，取出待用；

（3）将辣椒粉、剩下的一咖啡花椒粉、盐、味精拌匀制成蘸味料；

（4）锅中放油烧至七成热，放入鸡腿炸呈金黄色至酥脆；

（5）捞出沥干油分装盘，淋上香油。配上蘸味碟即可食用。怕吃辣椒的可以不用蘸料，直接吃也很香。

【营养价值】鸡腿：鸡腿肉肉质细嫩，滋味鲜美，由于其味较淡，因此可使用于各种料理中。鸡肉性味甘、温，无毒。具有温中益气，补精填髓之功效。

辣椒：又名尖椒、海椒。辣椒是一种茄科辣椒属一年生草本植物。含有丰富的维生素。

【所属菜系】家常菜。

【菜品特点】香酥可口。

香辣排骨

【主料辅料】排骨750克、豆豉三大匙、芹菜100克、葱25克、老姜一块、蒜半个、油辣椒三大匙、蚝油两大匙、干红葡萄酒半汤匙、盐、鸡精适量。

【制作方法】

（1）将排骨过沸水后捞出沥干水分，蒜切末，老姜一半切末一半切片，芹菜切段，葱切段；

（2）在排骨中放入姜片、葱段、干红葡萄酒，拌匀后码味二十分钟以上；

（3）放沸水蒸锅中大火蒸约四十分钟；

（4）取出后沥干水分；

（5）锅中放油烧至五成热，下排骨炸呈微黄色后捞出待用；

（6）锅中留约一汤匙油，烧至五成热，下姜末、蒜末、豆豉，改小火炒约一分半钟；

（7）下排骨、油辣椒、芹菜、蚝油、盐，慢炒约三分钟至入味；

（8）放鸡精铲匀，起锅装盘即成。

【营养价值】排骨：猪排骨提供人体生理活动必需的优质蛋白质、脂肪，尤其是丰富的钙质可维护骨骼健康。适宜于气血不足，阴虚纳差者．

辣椒：又名尖椒、海椒。辣椒是一种茄科辣椒属植物，为一年生草本植物。含有丰富的维生素。

芹菜：性味甘、平，无毒。具有清热利水，祛脂降压之功效。

【所属菜系】家常菜。

【菜品特点】香辣可口．

咖喱猪肝

【主料辅料】猪肝150克、香菇150克、莴笋头250克、香葱半两、老姜一小块、小独蒜两个、咖喱粉一大匙、海鲜酱一大匙、葡萄酒两大匙、酱油两大匙、醋两大匙、淀粉三大匙、白糖一咖啡匙、油辣椒两大匙、盐适量。

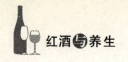

【制作方法】

（1）将用清水浸漂后的猪肝切稍厚的片；香菇、莴笋头、姜、蒜均切片；香葱切段；将一半葡萄酒、一半淀粉、白糖、酱油、醋、盐同放一个碗里兑成滋汁。

（2）在切好的猪肝里放入另一半葡萄酒、淀粉、盐、咖喱粉，抓匀码味约10分钟；

（3）锅中放微量油，烧热后下香菇、莴笋片、盐，炒熟后盛出待用；

（4）将炒锅洗净置火上，放油烧至六成热，下姜、蒜片、油辣椒、海鲜酱炒出香味；

（5）改大火后下猪肝炒至表面发白；

（6）倒入香菇、莴笋片、葱段炒匀；

（7）烹入碗里的滋汁，翻炒匀后起锅装盘即可上桌。

【营养价值】猪肝：肝脏是动物体内储存养料和解毒的重要器官，含有丰富的营养物质，具有营养保健功能，是最理想的补血佳品之一。猪肝性味：苦、温，无毒。具有补肝养血明目之功效。

蘑菇：蘑菇是食用菌真菌门担子菌亚门层菌纲伞菌目黑伞科蘑菇的子实。西医学研究表明：蘑菇具有防癌抗癌的作用。还有降血糖、理气开胃之功效。

【所属菜系】家常菜：家常菜是家庭日常制作食用的菜肴。

【菜品特点】嫩滑美味。